爱心帖

专家提示

女性朋友：务必注意自身卫生习惯、洁身自好，以保护好自身的防御功能。一旦发病，必须请医生检查，找出确切的致病原因，以便正确用药，从而达到迅速治愈，千万别听朋友介绍或商品广告盲目用药，最终导致炎症迁延难愈。在感染急性期，必须好好休息，做好会阴部的清洁工作，穿着宽畅通气的裤子，并暂停性生活。

通过正确的治疗，良好的自身保护，定能早日康复。

《专家诊治女性生殖道炎症》

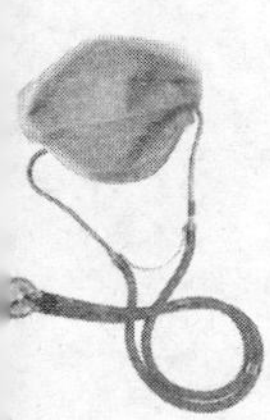

挂号费丛书 **升级版**

姓名		性别		年龄		就诊卡号	

专家诊治
女性生殖道炎症

科别	妇科	日期		费别	

孙廷慰　主编

升级版

附爱心帖

药价	

上海科学技术文献出版社

图书在版编目（CIP）数据

专家诊治女性生殖道炎症 / 孙廷慰主编．—上海：上海科学技术文献出版社，2012.3
ISBN 978-7-5439-5189-1

Ⅰ．①专… Ⅱ．①孙… Ⅲ．①女生殖器—炎症—诊疗 Ⅳ．① R711.3

中国版本图书馆 CIP 数据核字（2011）282883 号

责任编辑：胡德仁　张军
美术编辑：徐　利

专家诊治女性生殖道炎症
孙廷慰　主编
*
上海科学技术文献出版社出版发行
（上海市长乐路 746 号　邮政编码 200040）
全国新华书店经销
常熟市人民印刷厂印刷
*
开本 850×1168　1/32　印张 6.125　字数 127 000
2012 年 3 月第 1 版　2013 年 10 月第 2 次印刷
ISBN 978-7-5439-5189-1
定价：15.00 元
http://www.sstlp.com

总序

随着人们物质文化生活水平的提高，一旦生了病，就不再满足于“看病拿药”了。病人希望了解自己的病是怎么得的？怎么诊断？怎么治疗？怎么预防？当然这也和疾病谱的变化有关。过去，患了大叶性肺炎，打几针青霉素，病就好了。患了夜盲症，吃些鱼肝油丸，也就没事了。至于怎么诊断、治疗，怎么预防，人们并不十分关心。因为病好了，没事了，事过境迁，还管它干嘛呢？可是现代的病不同了，许多的病需要长期治疗，有的甚至需要终生治疗。许多病不只需要打针服药，还需饮食治疗、心理调适。这样，人们自然就需要了解这些疾病的相关知识了。

到哪里去了解？当然应该问医生。可是医生太忙，有时一个上午要看四五十位病人，每看一位病人也就那么五六分钟，哪有时间去和病人充分交谈。病人有困惑而不解，自然对医疗服务不满意，甚至对医嘱的顺从性就差，事实上便影响了疗效。

病人及其家属有了解疾病如何防治的需求，而门诊的医生爱莫能助。这个矛盾如何解决？于是提倡普及医学科学知识，报刊、杂志、广播、电视都常有些介绍，对一般群众增加些防病、治病的知识，当然甚好，但对于患了某病的病人或病人的家属而言，就显得不够了，因为他们有很多很多的问题要问。把与某一疾病相关的知识汇集成册，是一个

总序

好主意，病人或家属一册在手，犹如请来了一位家庭医生，随时可以请教。

上海科学技术文献出版社有鉴于此，新出一套“挂号费丛书”。每册之售价约为市级医院普通门诊之挂号费，故以名之。“挂号费丛书”尽选常见病、多发病，聘请相关专家编写该病的来龙去脉、诊断、治疗、护理、预防……凡病人或家属可能之疑问，悉数详尽解述。每册 10 余万字，包括数百条目，或以问诊方式，一问一答，十分明确；或分章节段落，一事一叙一目了然。而且作者皆是各科专家，病人或家属所需了解之事他们自然十分清楚，所以选题撰稿，必定切合需要。而出版社方面则亦在字体、版式上努力，使之更能适应各阶层、各年龄之读者需要。

所谓珠联璧合，从内容到形式，“挂号费丛书”确有独到之处。我相信病人或家属读了必能释疑解惑，健康的人读了也必有助于防病强身。故在丛书即将出版之时，缀数语于卷首，或谓之序，其实即是叙述我对此丛书之认识，供读者参考而已。不过相信诸位读后，必谓我之所言不谬。

复旦大学附属中山医院内科学教授
上海市科普作家协会理事长
杨秉辉

目录

总序

患了女性生殖道炎症主要有哪些症状

目录

患了女性生殖道炎症需进行哪些项目诊断检查

外阴和阴道部位的炎症

宫颈的炎症

盆腔部位的炎症

女性生殖道炎症病人应掌握哪些基础医学知识

女性生殖器官有哪些特点

目录

目录

患了女性生殖道炎症

主要有

哪些症状

姓名 Name ______ 性别 Sex ______ 年龄 Age ______

住址 Address ______

电话 Tel ______

住院号 Hospitalization Number ______

X 线号 X-ray Number ______

CT 或 MRI 号 CT or MRI Number ______

药物过敏史 History of Drug Allergy ______

什么是女性生殖道，什么是生殖道炎症

为什么要把“女性生殖道炎症”介绍给大家

人体由各种器官及系统组成，其中消化、呼吸、循环、神经、泌尿系统在男性和女性都是一样的（泌尿系统仅男女尿道长短不同而已），唯一的差别是生殖系统。“女性特有的炎症”是指在女性所特有的生殖系统内各器官所发生的炎症。长期以来，生殖系统的炎症性疾病一直是危害广大妇女身心健康的主要疾病之一。中华人民共和国建立后，随着生活水平的提高，医疗条件的改善，人们卫生知识逐渐普及，一些严重、危险的妇科炎症，如产妇破伤风、感染性流产引起的中毒性休克、产时败血症等逐渐减少。更由于禁止卖淫、嫖娼，取消嫖妓制度，使生殖系统感染的人群大大降低，以致在20世纪60～70年代毕业的医生，竟从来也没见过梅毒疹、硬下疳，更不知四大经典性病为何物。进入21世纪，随着世界大环境的改变，交通工具、通信工具越来越发达，国际间的交往日益频繁，就我国而言，2005年有3 000万人出国，1 000万人入境，这在我国历史上是从未有过的人群流动数字。近几年，国内人口大流动更为壮观，其中绝大多数又是处在性需求旺盛时期的青壮年，于是，各种疾病，尤其是传染性疾病也随之改变了地域性、小范围流行的特点，往往一处流行迅可波及世界各国，爱滋病就是一个典型例子。女性生殖系统感染率在最近 10 几年来迅速上升，尤其是性传播疾病的范围逐步扩大，已由原来的四大经典性病发展到十余种。本书向广大读者介绍发生在女性生殖系统的各种炎症，同时也介绍发生在妊娠期的特殊感染及性传播疾病。旨在使大家了解这些疾病的特点及目前发展的新趋向，在掌握了这些知识后能科学地对待这些疾病，懂得如何做好自身保护及有效地预防，完全有可能避免及减轻疾病的发生，从而提高女性的健康水平与生活质量。

女性生殖器官包括哪些部位

女性的生殖器官无论从外形及功能上皆与男性截然不同。人类繁衍后代的任务绝大部分由女性完成，男性主要是提供种子——精子。女性的生殖器官各司其职，密切配合，以求共同完成这一使命。

生殖系统由外生殖系统及内生殖器两部分组成。

1. 女性的外生殖器是指外露的部分，又称为外阴

主要包括阴阜，大、小阴唇，阴蒂，阴道前庭，前庭大腺及处女膜等部分。

① 阴阜：在耻骨联合前隆起的脂肪组织上有阴毛覆盖，在冲撞时可保护外阴组织。

② 大阴唇：起自阴阜，止于会阴的一对隆起的皮肤。

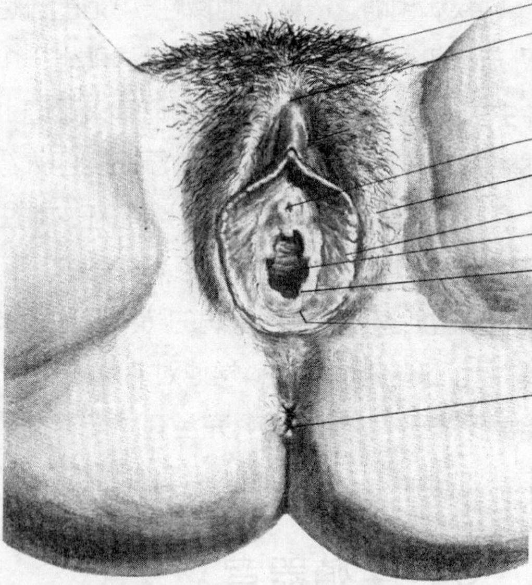

它有很厚的脂肪层，内有血管神经，青年女性两侧大阴唇自然合拢遮盖了阴道口和尿道口。

③ 小阴唇：位于大阴唇内侧的一对薄皱襞，富有神经末梢，极为敏感，平时也合拢。

④ 阴蒂：位于两侧小阴唇的顶端，与男性阴茎海绵体的组织相似，性兴奋时可勃起。

⑤ 阴道前庭：位于两侧小阴唇之间的菱形区，中央即是阴道的外口，四周有处女膜包围，后外侧在小阴唇及处女膜之间有一对前庭大腺的开口。阴道的上方为尿道的开口处。

⑥ 前庭大腺：约黄豆大小，又称巴多林腺，简称巴氏腺，性兴奋时有分泌物排出，具有润滑作用，一旦因感染，腺口闭塞即可形成囊肿或脓肿。

2. 内生殖器

指生殖器的内在部分，也是生殖器官的关键结构。包括阴道、子宫、输卵管及卵巢。通常把输卵管及卵巢统称为子宫的附件，有关它们的生理功能及作用，将在下一节详述。

女性内生殖器官有哪些生理功能

① 阴道：位于骨盆下方的中央，外口处于阴道前庭的正中，上端包围着子宫颈，长为 9～12 厘米（前壁长约 9 厘米，后壁长约 12 厘米）。阴道呈一管腔状的结构，其壁由黏膜、肌肉及纤维组织构成，富有弹性，并有许多横纹状皱襞，称为阴道皱襞，更增加了阴道的延伸能力。它的主要功能是性交器官，同时也是月经排出及胎儿娩出的通道。平时受重力影响，阴道的前后壁相贴，从而关闭了通道，以免外来物入侵。虽然它属于内生殖器官，但因它与外界相通，不在盆腔内部。因此，又把外阴与阴道一起称为下生殖道。

② 子宫：是一个壁厚、中空而腔小的肌性器官，位于膀胱与直肠之间。成年人大小约 3 厘米 ×5 厘米 ×7 厘米，重 50 克，子宫腔的容量仅 5 毫升，子宫由子宫体及子宫颈两部分组成。子宫颈暴露在阴道内，宫颈的外口通向阴道，子宫体部由外面的浆膜层中间的肌层与内部的内膜所构成。子宫的主要生理功能是容纳胚胎种植、生长、发育的场所。在平时子宫内膜发生周期性变化并每月剥脱 1 次，形成月经。

③ 卵巢：女性的生殖腺。左右各1个，呈扁圆形，大小约4厘米×3厘米×1厘米，重5~6克。决定性别的染色体为女性核型的46，xx时，卵巢得以发挥其内分泌腺作用。女孩进入青春期后，全靠卵巢分泌的雌激素，呈现女性的第二性征，表现为乳房发育，女性特有的肩、胸、臀部的脂肪沉积，声音变得高尖等。此外，卵巢每月排出1个成熟的卵子，以完成繁衍后代的使命。

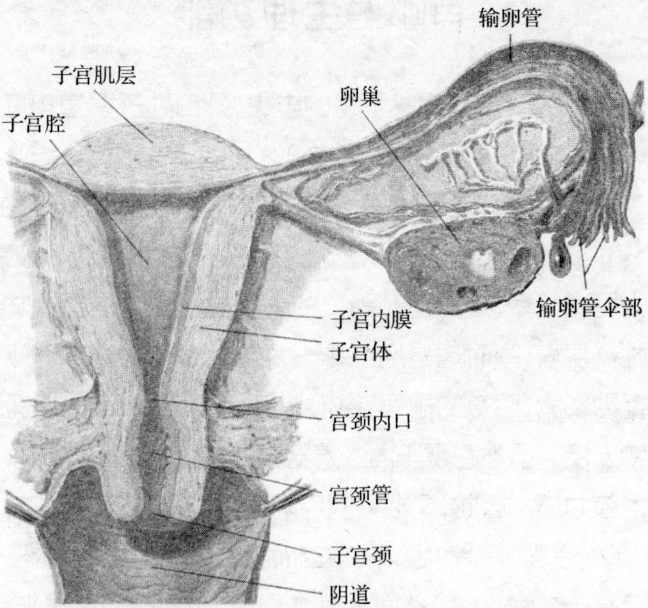

④ 输卵管：是一对细长而弯曲的管道，内侧与子宫角相连，开口如宫腔，外端像漏斗状，位于卵巢的上方，直接开口在盆腔，称为输卵管伞部。左右两条输卵管壁由肌肉组成，内腔有纤毛细胞。当卵子通过伞部进入输卵管后，依靠输卵管的蠕动及纤毛像扫帚样的摆动，促使卵子进入宫腔，并在途中迎接受精。输卵管的主要功能是输送卵子与受精

卵，一般精子多半在输卵管内与卵子相遇。

女性下生殖道内有哪些寄生病原体，如何致病

女性的生殖道内有各种微生物寄生，健康妇女每克阴道分泌物中大约包含 10^9 个细菌菌落（约 1 亿个细菌）。在下生殖道经常发现的细菌有需氧菌与厌氧菌两大类，需氧菌中包括乳酸杆菌、棒状杆菌、非溶血性链球菌、肠球菌、表皮葡萄球菌、大肠杆菌、加德纳菌等；厌氧菌包括芽孢杆菌、消化链球菌、类杆菌等。此外，还寄生有细胞内菌（沙眼衣原体）、支原体、真菌、病毒及寄生虫等。

这些微生物在阴道内的生存及繁殖，处在动态平衡状态下。但是性活动、月经周期及妊娠等生理变化影响性激素水平，避孕方法的选择及手术，抗生素应用等均会影响它们的平衡。在正常的阴道菌群中，阴道杆菌占了最大的优势，对维持正常的阴道菌群起着关键的作用。首先，阴道上皮内的糖原经乳酸杆菌作用分解成乳酸，使阴道处在弱酸性环境下，可以抑制其他细菌过度生长；其次，部分阴道杆菌会分泌过氧化氢，可抑制其他细菌，这一作用在保持阴道的生态平衡中是十分关键的；第三，它所构成的酸性环境有利于减少细胞表面的电荷，有助于细菌的黏附而减少其活动力。

总之，无论哪一位女性都不能说她的阴道处于一个静态的环境，不同年龄、不同生活习性，阴道内的细菌群会发生很大差别。具体到每一位女性，阴道菌群也会随时间的

不同而有所差异。

下生殖道的寄生菌在什么情况下会致病

正如上一节所述，阴道内的寄生微生物种类很多，它们处在一个动态的平衡状态下才能相安无事，但是女性的生活不可能是一成不变的。当体内性激素发生变化，某些药物长期应用，避孕方法的不同选择，尤其是发生感染时会使寄生微生物失去生态平衡。

① 体内性激素变化：在月经前后，雌激素水平下降，这时会影响阴道内的酸碱度，使它向碱性转化，有利于许多细菌的生长；又如在妊娠期，体内雌激素水平明显升高，这时的内环境又适合于加德诺菌、真菌及一些厌氧菌的生长。

② 避孕方法的不同选择：采用那些杀灭精子的避孕药或薄膜时，也会对阴道杆菌造成毒性作用，使其产生的过氧化氢减少，有利于细菌生长。放置宫内避孕器时，会提高宫颈管内厌氧菌的数量。

③ 药物影响：许多药物会影响阴道内的环境，例如长期应用广谱抗生素，会杀灭产生过氧化氢的乳酸杆菌；抗癌药及免疫抑制剂会降低阴道抵御微生物的能力，以致那些低毒性的条件致病菌也可引起阴道感染。

④ 性活动紊乱：如性伴侣过多、性生活频繁，往往使阴道的内环境无法维持在均衡状态下，尤其是性传播微生物，如淋菌、衣原体、疱疹病毒直接进入，更会严重地干扰阴道内环境，使原有的菌群失调。

总之，保持阴道内的动态平衡能保持阴道内菌群稳定性。懂得了这个道理，应主动地加以维护与保健。例如，在月经期前后、妊娠期注意卫生；不盲目乱用广谱抗生素；更需注意性生活的健康有度，以便尽量减少下生殖道的感染发生。

内生殖器官有病原体寄生吗？什么情况下会受到感染

内生殖器官是指子宫、输卵管及卵巢。通常情况下它们是无菌的，但是来自下生殖道的微生物，可因月经、妇科检查、流产、分娩、手术等因素使它们得以通过创面，进入内生殖器官，上行传播到子宫、输卵管及周围组织，引起内生殖器的一个部位或几个部位的炎症，甚至波及整个盆腔。近十几年来，随着性传播疾病的流行，由于下生殖道的性传播疾病及细菌性阴道病上行感染，使内生殖器官的炎症发病明显增多。造成内生殖器官感染的主要因素有：

① 性传播疾病的流行。

② 人口学的因素：单身女性增多（包括离异、丧偶等）。

③ 经济因素：在经济条件差的地区及人群，缺乏卫生保健的意识或有病也不医治。

④ 人群的性观点改变。

⑤ 吸烟。

⑥ 阴道冲洗：不少人错误地以为，每日做阴道冲洗可以减少感染的机会，其实是适得其反。对于这些致病的因素，将在有关章节中给予较详细的介绍。

生殖系统常见的炎症有哪些

发生在生殖系统的炎症很繁杂，在不同的器官可以由不同的致病菌引起不同的疾病。以阴道炎症为例，它可以是一般的细菌引起的非特异性阴道炎（现称细菌性阴道病），也可以由特殊的性传播疾病的病原体引起，还可以因发生在特殊年龄、特殊疾病而引起，如幼女外阴阴道炎或老年性阴道炎、糖尿病性阴道炎等。对发生在生殖道的炎症，按其发生的部位及引起炎症的致病因素，大致分成以下几种：

① 外阴及阴道炎症：包括非特异性及特殊的病原体感染。

② 宫颈炎：包括一般的宫颈炎症及由特殊病毒感染引起的癌前病变。

③ 内生殖器官的炎症：包括子宫内膜炎、附件炎及盆腔炎。

④ 特殊细菌感染的炎症：生殖道结核。

⑤ 妊娠期间发生的感染性疾病：这些疾病的致病病原体并不来自生殖道，但是当它们侵犯孕妇的机体后，会对母儿产生一系列的特殊损害而影响健康。

⑥ 性传播性疾病：这是一组通过性交及其他方式性行为进行传播和流行的传染性疾病，严重危害女性及其下一代的健康。

外阴炎症有哪些症状

什么是外阴炎

外阴炎是指外阴部皮肤与黏膜的炎症。常见的外阴炎有:

① 非特异性外阴炎:各种因素刺激、不注意卫生、身体虚弱均能使妇女外阴部被病原体侵扰,引起外阴炎。

② 真菌性外阴炎:常与真菌性阴道炎并存。

③ 婴幼儿外阴炎:新生儿 15 天后,阴道内部有各种杂菌生长。另外,新生儿生殖器发育不成熟,抵抗细菌感染的能力差,加之外阴易被尿液浸泡,粪便污染,小孩又爱随地乱坐,这些都是容易引起婴幼儿外阴炎的原因。

④ 前庭大腺炎:多见于育龄妇女。

⑤ 急性外阴溃疡:当身体免疫能力低下时,在多种因素作用下,如过紧的牛仔裤、不洁的护垫等摩擦后造成。

⑥ 性病。

患了前庭大腺炎有哪些症状

前庭大腺又称巴氏腺,位于大阴唇的深部,开口于小阴唇内侧,近处女膜处,性兴奋时可以分泌黏液。由于前庭大腺位置特殊，在性交、分娩或月经期均可因卫生不良或损伤被细菌侵入而引起炎症。尤其在淋菌或衣原体感染时，特别容易侵袭前庭大腺。

细菌侵入前庭大腺而引起的炎症，称为前庭大腺炎。急性发作时首先侵犯腺管，导致前庭大腺导管炎，腺管开口充血肿胀、阻塞，使脓液不能外流而积存在腺腔内，造成前庭大腺脓肿。炎症控制后，脓肿会消退，其中的脓液逐渐转为清液而形成囊肿。

前庭大腺感染后的主要症状有：

① 病人感到一侧外阴部肿胀、发红，疼痛剧烈，甚至有排尿痛，不能走路，更不能坐。

② 在该侧外阴可以摸到肿块，触痛明显，有波动感，直径为 3~6 厘米。

③ 有时有发热等全身症状，可伴有腹股沟淋巴结肿大。

④ 当脓肿内压力增大时，表面皮肤变薄，脓肿自行破溃，病人可以感到疼痛突然减轻。如破孔大，可自行引流，炎症较快消退而痊愈；如破孔小，引流不畅，则炎症不退，可反复发作。

幼小女孩为何容易得外阴炎？有哪些症状

新生儿和幼女外阴发育较差，阴道覆盖的鳞状上皮尚未发育成熟，因而抵抗力较差。同时阴道内的分泌物呈中性或碱性，抗感染的能力较差。护理不恰当或卫生习惯不良，如穿开裆裤或尿布不及时更换，外界的污物、大小便的刺激常可引起皮肤感染；外阴损伤或蛲虫感染时也可引起炎症。病原体常常可通过母亲及其他护理人员的双手、衣物、毛巾、便器、浴盆等传播给幼小的女孩。

当幼女感染外阴炎后，大一些的孩子可述说外阴疼痛、痒感、分泌物增多。婴幼儿常因局部痛苦而啼哭不安。有时父母亲发现孩子搔抓外阴或发现内裤、尿布上有脓性分泌物而就诊。

检查发现外阴、阴蒂、尿道口及阴道口黏膜均有明显的充血、水肿，伴有脓性分泌物；有的患儿因痛痒而搔抓局部，致局部有抓痕、出血等现象；有的出现尿痛、尿频、烧灼感。但也有在此急性期被父母所疏忽，直到小阴唇发生粘连，尿液从粘连的小阴唇中仅存的小孔内排出，形成细小尿流时才被发现，误认为有生殖器官畸形而来就诊。检查时发现两侧小阴唇粘连，在上方或下方留一小孔，尿液从此处排出，尿道口及阴道口均被遮盖，仔细检查可发现小阴唇粘连的地方较薄，比较透亮。

外阴湿疹是怎么引起的，有哪些症状

外阴湿疹是女性常见的皮肤病，大多发生于肥胖妇女，在大小阴唇处、会阴部、大腿内侧以及腹股沟等处多见。由于症状顽固，皮损又常迁延不退，给病人带来较大痛苦。

湿疹的主要病因：a. 摄入某些引起过敏的食物或药物，患有肠寄生虫病，或有胃肠道功能紊乱等。b. 一些妇科疾病，如阴道炎时所产生的刺激性分泌物、膀胱阴道瘘病人，外阴长期受尿液浸渍，一直处于湿润状态。c. 局部用劣质肥皂，月经期用粗糙的卫生纸、不合格的卫生巾，穿不透气的化纤内裤等。d. 一些神经功能障碍，如过度疲劳、精神紧张、长期抑郁、内分泌失调等，使皮肤对各种刺激因子易感性增高而诱发湿疹。此外，有先天性过敏素质的人也易得外阴湿疹。

外阴湿疹主要症状是外阴部瘙痒及炎性皮疹。皮肤的炎性改变多种多样，常对称分布，如弥散性潮红、水肿、丘疹、水疱、浆液渗出、结痂和鳞屑等。以上症状不规则相继出现，时轻时重，反复发作。但皮疹消退后，并不遗留永久性的痕迹。

外阴湿疹可分为急性期和慢性期。急性湿疹的发病比较急速，开始时外阴红肿，似发炎，很快在潮红的皮肤上发生许多密集的针尖大小的皮疹。以后在丘疹顶点，发生粟粒大小的水疱。除外阴部，身体其他部位也会发生水疱，其主要症状是瘙痒。急性湿疹在外阴部长久不愈或反复发作，演变成慢性湿疹，造成局部皮肤变厚、皮沟加深、粗糙不平和变硬。因瘙痒剧烈、搔抓过重或用热水烫洗，使表皮面上常有湿润痂皮或裂隙，如处理不当可引起细菌感染。

什么是外阴接触性皮炎

外阴接触性皮炎是外阴部皮肤接触某种刺激性物质或过敏物质而发生的炎症。如接触了较强的酸碱物、消毒剂、阴道冲洗剂、一些染色衣裤或青霉素及其他过敏性药物等，均可发生外阴部的炎症。曾有些病人盲目听信不实广告的宣传，应用了一些药液作阴道冲洗，导致外阴及阴道出现严重的灼伤，局部皮肤大片脱落，造成严重的创伤。

外阴部接触刺激性物质后，一般常在接触部位感觉灼热感、疼痛，随即肿胀，并在局部出现皮疹、水疱。严重者可发生坏死及溃疡，过敏性皮炎则发生在接触过敏物质的部位。

病人外阴部接触某种物质引起灼痛、肿胀后，需立即去医院就诊，并把该接触物带去，以便让医生根据所见接触物作对症治疗，同时再做以下处理：

① 外阴部保持干燥，清洁；避免用刺激性物质，如肥皂等，避免搔抓。

② 对过敏性皮炎症状严重者可应用肾上腺皮质激素类药物，局部用生理盐水洗涤，或用3%硼酸溶液冷敷。

③ 如同时有继发感染，可给予涂擦抗生素软膏，如金霉素软膏或1%新霉素软膏等。

阴道炎症有哪些症状

什么情况下会发生阴道炎症

正常健康的妇女，由于阴道的解剖特点及生理功能会自然形成一整套防御功能，从阴道入口开始层层把关，使致病菌不易入侵，或一旦侵入也会被消除。但是在某些情况下，例如因人为的不良生活方式，或因疾病，或因药物使阴道的内环境改变，或因阴道免疫功能失衡、菌群失调等影响了自身防御能力时，即可引起阴道炎。

① 个人生活方式失检：如性伴侣过多，有不洁、过频的性生活，使阴道无法正常发挥自净作用，且过多、过杂的病原体侵入阴道，使机体无力、无法防范。

② 在女性特殊的生理期，如在月经期，阴道内血液是细菌的良好培养基；在妊娠期性激素水平特别高，有利于厌氧菌及真菌生长。

③ 药物会使阴道内的环境受影响，尤其是长期应用抗生素，使正常的寄生菌比例失调，也使内环境受影响。抗癌药物及免疫抑制剂也可影响阴道的抵御能力，导致致病菌大量生长繁殖，造成阴道内菌群失调。

④ 某些疾病可降低阴道的防御功能，如糖尿病、某些免疫性疾病都会影响卵巢功能，使雌激素水平降低或丧失。

在幼年或绝经后女性，由于自身激素不足，也十分容易引起阴道炎。在上述因素中，做好自我防护是关键。女性应当保持洁身自好的良好生活习惯，在特殊的生理时期更要做好防范。一旦出现外阴不适、白带增多等症状时，既不能忍耐不治，也不能听信广告乱用药物，应及时去正规医院进行妇科检查，找出病原体，给予足量的适宜药物，以及时控制病情，避免后患。

什么是细菌性阴道病

细菌性阴道病（简称 BV）是最常见的阴道病症之一，它由多种病原体，如加德纳菌、多种厌氧菌、动弯杆菌及支原体引起的混合性感染。它的发病率在不同人群和地区有较大差异。妇科检查妇女细菌性阴道病的发病率为6.9%，在妇科门诊，无症状病人细菌性阴道病的发病率为23%，有阴道排液病人细菌性阴道病的发病率为37%。细菌性阴道炎易发于生育期妇女，在非妊娠妇女中占15%~33%，在妊娠妇女中占16%~29%。

该病实际上是正常寄生在阴道内的细菌出现生态平衡失调（菌群失调）所致。在平时生理情况下，阴道内需氧菌与厌氧菌共同寄生，其中以乳杆菌占优势。青春期以后的女性，阴道上皮在雌激素的作用下储存，乳酸杆菌能将糖原转变成乳酸，从而使阴道保持一定的酸性，抑制其他寄生菌过度生长，维持阴道内正常菌群平衡。部分乳酸杆菌可产生过氧化氢，直接或与其他过氧化物联合作用，抑制上述细菌生长。发生细菌性阴道病时，病人阴道内生态环境改变，乳杆菌尤其是产过氧化氢的乳酸杆菌显著减少或消失，而加德纳菌、普雷沃菌属、消化链球菌、动弯杆菌、人型支原体等大量繁殖，这些微生物的浓度比正常阴道中的浓度要高出100～1 000倍。

对细菌性阴道炎病人的阴道壁黏膜活检，未发现溃疡、糜烂及炎症。表明阴道加德纳菌并不直接作用于阴道黏膜。引发阴道炎症的机制目前尚不清晰，可能是在阴道内寄生的厌氧菌繁殖增多，再加上产生多量阴道加德纳菌，既抑制了乳酸杆菌繁殖，同时又分解氨基酸，产生氨和酸，形成了更适宜它们生长的碱性环境。氨可导致阴道上皮脱落，也能使增多的分泌物产生特殊的鱼腥臭味。

该病与其他病原体引起的阴道炎不同，有较多的病人（10%~50%）症状与体征并不明显，因此称其为炎症并不合适。1984年，在瑞典召开的专题国际会议上，特命名为细菌性阴道病。

患了细菌性阴道病有哪些表现

10%~40%的细菌性阴道病病人无症状。细菌性阴道病病人典型的症状是阴道分泌物轻度到中度增多，有鱼腥臭味，常在月经或性交后加重。以后部分病人会出现一种或多种不适症状，如阴道和阴道周围的瘙痒和灼热感。患了细菌性阴道病后有较多的阴道分泌物排出，刺激尿道口，可引起尿频、尿痛等症状，少数人可发生下腹部疼痛、性交困难等。

检查时，多数病人外阴和阴道黏膜无充血及红斑等炎症表现，仅有7%左右的病人出现阴道黏膜轻度水肿、发红，偶可见出血点。阴道分泌物增多，呈灰白色，均匀一致，稀薄，黏附在阴道壁上形成薄层，分泌物很容易从阴道壁上擦掉。细菌学检查无滴虫、真菌或淋菌、奈瑟菌等。另外，阴道内的酸碱度值可增高到5.0～5.2（正常为3.0～4.5），白带中少见有炎症细胞，但有线索细胞存在。

无论细菌性阴道病是否出现临床症状，均可引起并发症。细菌性阴道病的相关病原体可能是导致并发症的潜在病原体。并发症主要有以下几种：

① 盆腔炎：手术证实，患有盆腔炎的女性，下生殖道分泌物中最常分离出的菌群与细菌性阴道病的菌群一致。盆腔炎合并细菌性阴道病者占全部病人的61.8%。

② 子宫内膜炎：子宫内膜炎常引起异常子宫出血，它可能与炎症直接对子宫内膜的破坏有关。

③ 妇科手术后感染：在用手术终止妊娠的女性中，合并细菌性阴道病的盆腔炎发病率，是未合并细菌性阴道病的3.7倍。

④ 围生期不良结局：细菌性阴道病病人阴道内的细菌可通过胎膜进入羊膜腔，导致羊膜炎及羊膜绒毛膜炎，并可进一步发展为胎膜早破、早产和分娩低出生体重儿。产后子宫内膜炎与剖宫产后伤口感染的发生率，也较非细菌性阴道病病人高。

什么是真菌性阴道炎（霉菌性阴道炎）

真菌性阴道炎的正规医学名称是念珠菌阴道炎，俗称霉菌性阴道炎。它的病原体念珠菌是一种单细胞的真菌，广泛存在于自然界。在健康人的皮肤、黏膜和直肠等部位均有寄生，是人体正常菌群之一。大约有10%非孕妇女及30%孕妇的阴道中有念珠菌寄生，并不引起症状。它们对热的抵抗力不强，加热到60℃，1小时即可死亡；但对干燥、日光、紫外线及化学刺激的抵抗力较强。在一定条件下，当某些因素破坏了平衡状态，念珠菌由孢子体状态出芽形成菌丝，并在局部大量生长繁殖，就可引起皮肤、黏膜，甚至全身性的念珠菌病。有70%~75%的女性一生至少曾感染过一次外阴阴道念珠菌病。这些念珠菌绝大多数是白念珠菌（占85%~90%）。它们在阴道内繁殖前，先黏附于阴道上皮，附着后菌体出芽形成菌丝，这时才有致病性。凡是能增加出芽因素的都可以引起有症状的真菌性阴道炎。例如，妊娠期阴道上皮含糖量升高，可促进念珠菌繁殖；长期使用广谱抗生素抑制了正常菌群生长，致使念珠菌过度生长；具有免疫抑制作用的药物更容易促使阴道感染真菌性阴道炎。近年来，随着抗生素尤其是广谱抗生素及皮质激素类药物的广泛应用，真菌性外阴阴道炎发病率有明显的上升。

什么情况下容易得真菌性阴道炎

世界上有10万~50万种真菌，其中仅有约100种对人类致病。白念珠菌是一种真菌（俗称霉菌），在没有生长繁殖的条件下，呈一种厚壁的孢子形态生长，没有致病作用。一旦抵抗力降低或阴道局部环境改变时，念珠菌长出菌丝大量繁殖。真菌是一种条件致病菌。在下列情况下有利于真菌生长而引起阴道炎。

① 生殖道内激素改变：卵巢分泌的雌激素和孕激素可影响阴道中的酸碱度值，会影响念珠菌的寄居、发芽、蛋白酶和菌落的转换等而致发病。例如，妊娠期在大量雌激素作用下，阴道上皮含糖量高，阴道内偏酸性黏膜充血，分泌物多，有利于真菌繁殖生长。孕妇中真菌性阴道炎发病率明显高于非孕期妇女。

② 抗生素的广泛应用甚至滥用，使念珠菌外阴阴道炎的感染明显增加：阴道正常环境是靠以乳酸杆菌为主的阴道正常菌群调节维持平衡的，经常或长期应用大量广谱抗生素会破坏正常阴道的生态平衡，造成菌群失调，致使念珠菌过度生长而致病。

③ 皮质类固醇和免疫抑制剂的长期应用：如器官移植病人，长期使用免疫抑制剂时，又如爱滋病病人，细胞免疫严重缺陷时，极易诱发真菌性阴道炎。长期应用皮质类固醇，可使白细胞吞噬能力下降，机体的抵抗力降低，同时皮质类固醇还能使机体血糖水平升高，使真菌性阴道炎发生的可能性增加。

④ 口服避孕药：近年来研究发现，服用避孕药后，念珠菌容易产生抗药性，变得顽固易于再感染。口服避孕药，主要为性激素，会改变阴道内环境，从而引起念珠菌感染。

⑤ 糖尿病病人的阴道壁上皮细胞内含糖量也有升高：它使阴道内酸度增加，为真菌的生长提供了有利的条件，在糖尿病未能很好控制之前，很难彻底消除真菌过度生长引起的症状。

⑥ 不洁、过频的性生活或多个性伴侣：这种情况可破坏阴道内自净机制，也是真菌性阴道炎的好发因素。

患了真菌性阴道炎有哪些症状

念珠菌感染常发生在排卵周期的晚黄体期，即月经来潮以前的1周内。外阴瘙痒和白带增多是外阴阴道念珠菌病的最常见症状，尤以外阴瘙痒最为常见，严重时甚至坐卧不安，异常痛苦。典型的白带为白色豆渣样或白色稠厚呈凝乳样，也可为水样稀薄白带。其他症状包括灼痛、性交痛和尿频、尿急、尿痛等，少数病人出现白带异味。

妇科检查，外阴、阴唇可见局部水肿、充血，有时外阴部有抓痕或外阴皮肤的皲裂。在外阴上可见到典型的白色薄膜，呈凝乳状或豆渣状，阴道局部也会出现充血与水肿，白带黏附于阴道壁。念珠菌外阴阴道炎与其他感染细菌不同，酵母菌不会沿宫颈管上升，病人的宫颈仍属正常，部分病人表现为外阴局部严重充血、水肿，可蔓延至腹股沟区和会阴区，这些病人也可无明显白带增多。环境温暖或空气流通受限时，或病人穿紧身衣裤或合成织物时症状加重。在通常情况下，病人的症状、体征和局部念珠菌数量相一致。一些病人的配偶，在性交后会出现一过性龟头炎症状和体征，包括局部瘙痒、充血、灼痛和红斑。这些症状和体征通常在性交后数分钟出现，可持续数小时，可在淋浴后自行消失。20%的复发性外阴阴道念珠菌病病人的配偶有以上病史。

妊娠期白念珠菌外阴阴道炎的临床特点是阴道分泌物特别多，几乎所有病例均有严重的外阴瘙痒，且常伴有外阴灼烧感，甚至出现阴道疼痛及刺激感。典型分泌物为乳酪液样。小阴唇多有水肿、红斑，阴道充血明显且常附有白色膜状物，剥去白膜，可露出红肿黏膜面。急性期能见到糜烂面或浅表溃疡。

儿童念珠菌外阴阴道炎的症状和体征与成人没有区别，但常可见到外阴白斑或花纹。

为什么老年妇女容易患阴道炎

女性的生殖道通过阴道口与外界直接相通，这一特殊的解剖结构，使其十分容易遭受各种致病菌的侵袭。但是人体又有十分奥妙的自我防护机制，有小阴唇的屏障作用及阴道内的酸性环境，即使有病原菌侵入也可将其杀除。

老年妇女是指绝经期前、后的女性，此时她们月经将停止或已停止。意味着卵巢功能的衰退，卵巢产生雌激素的能力大大降低。由于缺乏雌激素的作用使阴道黏膜变薄、萎缩，上皮细胞内糖原含量减少，阴道内酸性减弱，处于弱碱性的环境，使局部抵抗力薄弱，阴道的自净作用下降，杀灭病原体的能力降低，为致病菌繁殖提供了适宜的环境，易受污染而发生炎症。再从解剖结构来看，随着卵巢性激素水平的下降，外阴失去大部分胶原、脂肪，腺体萎缩，分泌物包括皮脂腺分泌减少，使外阴皮肤变薄，且干燥易裂开，阴道缩短、变窄、壁变薄、弹性减弱，这些变化均为病原体容易侵入创造了条件。女性进入老年期，尽管自己感到十分注意卫生，仍然容易出现阴道炎，这种炎症称为老年性阴道炎。

患老年性阴道炎有哪些症状

老年妇女免疫能力降低，稍有劳累或性生活稍频繁，病菌就会乘虚而入。

老年性阴道炎的主要症状是起初感到外阴不适及灼热感，继而分泌物增多，常为稀薄、水样或脓性，也可因感染的病原菌不同而分别出现泡沫状、豆渣状或脓性分泌物或带有血丝等。由于分泌物的刺激，病人可出现外阴瘙痒及灼热。老年性阴道炎另一个重要特征是：尿道口上皮因雌激素水平下降而萎缩，容易同时伴有尿频、尿急、尿痛等尿路感染的症状。

妇科检查时可见病人阴道呈老年性改变，黏膜萎缩，皱褶消失，上皮变平滑、菲薄。阴道黏膜充血，有小出血点或出血斑，严重者可出现溃疡。也因溃疡面与对侧阴道壁粘连，阴道检查时粘连可被分开而引起出血。尿道口可见充血，有的形成红色的肉阜。当继发滴虫或真菌感染时，其症状较年轻女性更严重。

对老年性阴道炎的诊断并不困难，重要的是它的症状常与其他疾病相类同。有的医生往往只凭看到表面症状，就作出老年性阴道炎的诊断，从而延误了发现其他疾病，如阴道的癌症、内生型的宫颈癌或者病人实质上是感染滴虫、霉菌或衣原体后的特殊阴道炎。必须对病人，尤其是初诊病人做出全面的实验室检查，包括：a. 分泌物涂片检查。

b. 阴道脱落细胞涂片检查。c. 线索细胞检查。必要时，需做淋菌及衣原体检查；同时做尿糖测试，以排除糖尿病。对于临床表现以阴道内有血性分泌物为主的病人，还必须做阴道超声检查，了解子宫内膜的情况，以免遗漏子宫内膜癌的诊断。综合上述检查均无阳性发现后，才可作出老年性阴道炎的准确诊断。

宫颈炎症的症状

子宫颈在生殖器官的哪个部位，为什么容易发炎

子宫颈在子宫的下端，从阴道内可以看到突出的宫颈，这部分覆盖着鳞状上皮。宫颈的阴道部下端有一个开口，称为宫颈外口，直接通向阴道，在连接宫体处有一内口。成人子宫颈长为2.5～3厘米。在正常情况下，人体具有比较完整的防御功能。例如，阴唇与阴道的经常闭合，阴道上皮糖原转化为乳酸，具有抑制细菌生长和自洁作用；宫颈口的闭合与颈管黏液的堵塞，以及卵巢激素对生殖道上皮功能的影响（阴道自净作用）等因素，均能阻止病原体的入侵致病。但由于宫颈突出在阴道内，易受分娩、性交及宫腔操作的损伤，且宫颈管单层柱状上皮抗感染的能力较差，易接受隐藏在阴道内病原体的侵袭，因此大约有半数左右已婚妇女，存在着程度不同的宫颈炎症。宫颈阴道部鳞状上皮与阴道鳞状上皮相延续，阴道炎症均可引起宫颈的炎症。临床多见的宫颈炎是宫颈管黏膜炎。宫颈管黏膜皱襞多，一旦发生感染，很难将病原体完全清除，久而久之可转变为慢性宫颈炎症。若宫颈炎症得不到及时治疗，可以上升引起生殖器炎症。

什么是"宫颈糜烂",它与宫颈炎是一回事吗

宫颈糜烂是慢性宫颈炎最常见的病理改变,但并非全是炎症的结果。覆盖在宫颈外口处的宫颈阴道部鳞状上皮因某些因素而丧失,如摩擦、创伤等,被颈管的柱状细胞所替代。因柱状上皮菲薄,透过柱状上皮显露出其下方丰富的微小血管而呈红色,形似糜烂,但非真正的糜烂。另一个名称叫作真性糜烂,在病理学上指上皮的脱落、溃疡。宫颈糜烂面覆盖的单层柱状上皮抵抗力低,病原体侵入易发生炎症,而被临床所重视。"宫颈糜烂"这一名词在妇产科学界沿用上百年,近年来不少学者不赞成把这一意义含糊的名词,用作对宫颈疾病的描述甚至作为诊断之用,但是改用哪个名词来替代则尚未有共识,因此本书仍沿用之。

根据糜烂表面不同的形状,可分为以下类型:a. 单纯型。该型糜烂的表面系一片红色光滑面,糜烂较浅,被一层柱状细胞所覆盖。b. 颗粒型。该型糜烂面组织增生,形成颗粒状。c. 乳头型。糜烂组织增生更明显,形成团状乳头。

此外,还可根据糜烂区所占宫颈的比例分为 3 度:a. 轻度糜烂。系指糜烂面积占整个宫颈面积的 1/3 以内。b. 中度糜烂。系指糜烂面积占宫颈的 1/3 ~ 2/3。c. 重度糜烂。系指糜烂面积占宫颈的 2/3 以上。诊断宫颈糜烂应同时描写糜烂的面积和深浅。然而,并非所有宫颈糜烂现象都表

示有宫颈炎。一些生理情况，如青春期、妊娠期或口服避孕药的妇女，由于雌激素水平增高，宫颈管柱状上皮增生并外移，可见宫颈外口呈红色、细颗粒状，形似糜烂，但无炎症，实为生理性宫颈糜烂。当雌激素水平下降，柱状上皮又可退回宫颈管，如在绝经期后、产妇哺乳期等。宫颈糜烂自己可修复，在修复的过程中，大多是柱状上皮与鳞状上皮相互争夺的场所。这种过程受到卵巢内分泌、感染、损伤及酸碱度的影响，两种上皮细胞在争夺中不断地增生、增殖而发生不同的变化。

什么情况下容易发生宫颈炎

宫颈炎是妇科最常见的疾病之一，约有50%已婚妇女曾患有此病。在正常情况下，机体具有比较完整的防御功能，能阻止病原体的入侵。但子宫颈突出于阴道内，易受分娩、流产、性交、手术操作等而伤及子宫颈，或局部长期接触酸、碱性药物而发生炎症。另外，雌激素的刺激、盆腔充血等原因引起子宫颈分泌物增加，使宫颈上皮浸渍、脱落，也可成为病原菌感染的条件。也就是说，许多人为的、机械的、生物的、物理的因素均可破坏机体的防御功能，从而导致宫颈炎的发生，临床多见的宫颈炎是宫颈管黏膜炎。因各种外来因素损伤宫颈（如分娩、手术或化学灼伤等）、病原体从创伤处损及宫颈而发生的急性感染，称为急性宫颈炎；如急性宫颈炎未被重视或治疗不彻底，病原体隐藏在宫颈内，形成慢性宫颈炎。

何谓急性宫颈炎，它是怎么发生的

急性宫颈炎大多是在人为或机械因素损伤宫颈后，病原体从损伤部位入侵而造成的急性感染；也可以是突然的物理性损伤、化学灼伤造成宫颈的急性炎症。该病发病突然，大多可以找到诱发因素，例如发生在分娩、流产刮宫、人工流产等手术后。由于宫颈口及颈管的裂伤加以血液的营养作用，原潜伏的细菌得以乘虚而入；也有的是病人误将化学药物置入阴道内，或误用浓度不当的酸性、碱性药液冲洗阴道后，也可造成宫颈的急性损伤。

急性宫颈炎的病原体最常见是淋菌及衣原体，其他是一些高致病性的病原体，如葡萄球菌、大肠杆菌及滴虫、真菌等。无论是淋菌还是衣原体，它们主要侵袭位于宫颈管部的柱状上皮，临床常见急性宫颈炎为黏液脓性宫颈炎（MPC）。其特点是：在宫颈管或宫颈管棉拭子标本上，肉眼能见到脓性或黏液脓性分泌物，用棉拭子擦拭宫颈管时，容易诱发宫颈管内出血。必须按正规方法进行检查，以便及时确诊而给予对因对症治疗。

何谓慢性宫颈炎，有哪些症状

慢性子宫颈炎是最常见的妇科疾病，大多数由急性子宫颈炎治疗不彻底，之后转化为慢性所致；也可以是各种原因所致宫颈裂伤后，造成宫颈变形，受到外界细菌感染所致；有的病人可以不显示急性症状，直接发展为慢性宫颈炎。卫生不良或雌激素缺乏，局部抗感染能力差，也易引起慢性宫颈炎。慢性宫颈炎的病原体主要是葡萄球菌、链球菌、大肠杆菌及厌氧菌。性传播疾病的病原体淋病奈瑟菌、沙眼衣原体，一些病毒如单纯疱疹病毒也是慢性宫颈炎常见病原体。虽然细菌是慢性宫颈炎的初始原因之一，但在慢性宫颈炎治疗过程中，局部组织中常常已经不再有大量病原菌的繁殖，而慢性炎症却持续存在。这可能与宫颈组织黏膜的局部细胞缺乏保护性抗体以及细胞介导的免疫有关。慢性宫颈炎可表现为宫颈糜烂、宫颈肥大、宫颈息肉、宫颈管内膜炎以及宫颈腺囊肿等多种形式。病人可无症状，或只表现白带增多，为黏稠的黏液或脓性黏液。有时分泌物中可带有血丝或少量血液，也可有接触性出血。由于白带的刺激可引起外阴瘙痒，有些病人下腹或腰骶经常出现疼痛，尤其炎症向后沿着子宫骶部韧带扩展或沿阔韧带底部蔓延，形成慢性宫旁结缔组织炎时，每触及子宫颈，均可引起髂窝、腰骶部疼痛而影响性生活。有时炎症通过淋巴或直接蔓延，波及周围组织可出现尿频、排尿困难等症状。慢性子宫颈炎也可造成月经不调、痛经与不孕等。

宫颈息肉是怎么引起的，它有哪些表现

宫颈息肉是育龄期妇女最常见的子宫颈良性病变，由血管丰富的结缔组织的间质组成，被覆柱状、鳞状上皮。宫

颈息肉是由于慢性炎症的长期刺激，宫颈管黏膜局部增生，子宫有排出异物的倾向，增生的黏膜自基底层逐渐向宫颈外口突出从而形成。息肉色红，呈扁圆、长圆或舌形，有的也为分叶状或树枝状，大小不一，直径可以从数毫米到数厘米不等，质软而脆，易出血，蒂细长，多附着于宫颈外口或颈管壁，一个或多数。如果摘下息肉放在显微镜下，可见其间质为结缔组织组成，中心有丰富的小血管，有时小血管破裂出血，浸润间质，并有很多炎症细胞浸润。宫颈息肉通常无症状，有时也可出现月经间期出血和性交后出血、白带增多或月经过多等现象。当息肉伴有感染时，可出现阴道排液增多或脓性白带。宫颈息肉是宫颈的良性病变，但也有可能发生癌变，但其恶变的可能性非常小，通常 <1%。最常见的恶变是鳞状细胞癌，有时也会发生腺癌。一旦发现宫颈息肉，必须尽快摘除，因颈管的慢性炎症不易完全消除，持续的炎症仍可使息肉复发。因此，宫颈息肉摘出后仍需随访、观察。

什么是宫颈腺囊肿，需要治疗吗

宫颈腺囊肿是宫颈糜烂愈合过程中的修复结果，并不是病理变化。当新生的鳞状上皮覆盖宫颈腺管口，或伸入腺管，会将腺管口阻塞形成囊肿。也可能由腺管周围的结缔组织增生或瘢痕形成压迫腺管，使腺管变窄甚至阻塞，腺体分泌物引流受阻、潴留在内而形成囊肿。部分宫颈腺囊肿可发生于生理性宫颈糜烂愈合时，并非炎症表现。妇科检查时可见宫颈表面突出多个青白色小囊泡，一般 0.3～0.5 厘米，很少超过 1 厘米，内含无色黏液。若囊肿感染，外观呈白色或淡黄色小囊泡。对小的宫颈腺囊肿，无任何临床症状可不予处理。若囊肿较大，或合并感染，可用微波治疗，或采用激光照射。

宫颈上皮内瘤样病变是怎么一回事，与宫颈炎有何关系

宫颈上皮内瘤样病变（CIN）是一组疾病的统称，包括宫颈不典型增生与宫颈原位癌。宫颈不典型增生是指宫颈上皮细胞部分或大部分被不同程度有异常变化的细胞所替代。医学上把从正常细胞向异常转化的细胞称为异型细胞，并根据其侵犯上皮的程度，把宫颈不典型增生分为轻、中、重度。

在门诊经常会听到医生叮嘱病人，“你的宫颈炎已经是 CINⅡ级或Ⅲ级了”。此时，必须引起注意，应积极治疗了。CIN 是宫颈上皮内瘤样病变的简称。宫颈上皮是由多层鳞状细胞所构成，异型细胞替代正常鳞状细胞的病理现象，称为宫颈上皮内瘤样病变。一般来说，发生病变是从底部开始的。宫颈上皮下 1/3 为异型细胞替代，称为轻度上皮内瘤样病变（CIN Ⅰ级）；若病变部位超过1/3，不足2/3，称为中度上皮内瘤样病变（CIN Ⅱ级）；若病变超过全层的 2/3，接近全层，称为重度上皮内瘤样病变（CINⅢ级）。这样的变化并非一成不变的，有时经过一段时间的观察或治疗，疾病可从宫颈上皮内瘤样病变Ⅱ级逆转恢复成 CIN Ⅰ级，或

CIN Ⅰ级逆转为正常。但是在很多情况下，尤其是 CIN Ⅱ级、CIN Ⅲ级的部分病变会向癌症转变。因此，把宫颈上皮内瘤样病变Ⅱ~Ⅲ级称为癌前病变，应该给予积极治疗。当异型细胞占据宫颈上皮全层时，就已经是原位癌了。由于宫颈病变时，一般的炎症与已发生了上皮内瘤样病变无法用肉眼区别，因此当妇科检查发现为宫颈炎时，应进一步做阴道镜或局部活组织检查，以便及时发现异型细胞。

宫颈上皮内瘤样病变在哪些情况下容易发生癌变

宫颈上皮内瘤样病变是与宫颈浸润癌相关的一组癌前病变，反映宫颈癌发生发展中的一个连续过程。随着分子生物学发展和临床研究的深入，发现宫颈上皮内瘤样病变并非是单向的病理生理学发展过程，它具有两种不同的生物学行为。其一是由某一单纯病毒诱发的病变，这一类常可自然消退，很少发展为浸润癌；另一种是多种因素综合作用的结果，包括性生活紊乱、过早性生活和吸烟等。近几十年来更发现这一类型与人乳头瘤病毒（HPV）感染密切相关。当宫颈上皮内瘤样病变起因于特殊品种的人乳头瘤病毒感染后，具有较高的发展成宫颈癌的机会。可以诱发宫颈癌的人乳头瘤病毒，主要是 16、18、31、33、35、39、45、51、52、56 或 58 等型，称为高危型人乳头瘤病毒。

宫颈上皮内瘤样病变演变成宫颈癌也与宫颈组织的特殊性有关。位于原始鳞－柱状交接部和生理性鳞－柱状交接部间的移行带，腺上皮非常容易发生鳞状上皮组织转化

(化生)。青春期阴道酸碱度值下降,可使移行带区腺上皮发生鳞状上皮组织转化,代谢活跃的组织转化鳞状上皮易受致癌物质的影响。这也可解释性生活过早者为何易罹患宫颈癌,一般情况下宫颈前唇常先受累。

盆腔炎症的症状

为什么盆腔炎是女性的常见病

近一段时期，在电视、广播及报纸中有许多广告是关于盆腔炎的，这些广告带给人们一种错觉，似乎只要是女性，有下腹痛即是盆腔炎，“盆腔炎的发病很普遍，可以达到90％以上，甚至人人均得盆腔炎。”果真如此吗？答案当然是否定的。那么，到底什么是盆腔炎？它的发病率又如何呢？

盆腔炎是指女性内生殖器官，包括子宫、输卵管、卵巢及其周围的结缔组织、盆腔腹膜等处发生感染时的炎症的总称。盆腔炎大多发生在产后、剖宫产后、流产后、各种妇科手术后，以及在放置宫内避孕器之后，这时生殖器官的完整性及其自然的防御受到损伤，使细菌得以进入创面使之感染而得病。近数十年来，随着人们思想的开放，生殖道炎症的发病率有所上升，尤其是在生活有失检点的人群中，发病率较高。发病可局限于一个部位、几个部位乃至整个盆腔脏器，包括子宫内膜、子宫肌层、输卵管、卵巢、子宫旁组织、盆腔腹膜。盆腔炎又有急性、亚急性、反复性或复发性、慢性之分。急性者发病危急，症状严重，可因败血症危及生命。根据病变范围和程度，急性盆腔炎可分为子宫内膜炎、子宫肌炎、输卵管炎、输卵管卵巢炎（附件炎）、输卵管卵巢脓肿、子宫旁结缔组织炎、盆腔蜂窝织炎和盆腔腹膜炎。慢性盆腔炎这一概念通常并不恰当。从定义上讲，盆腔炎是一个急性的炎症过程，所谓慢性盆腔炎是急性过程的后遗症，例如，粘连、瘢痕和输卵管梗阻形成积液，有少数可能有病原体隐伏，造成亚急性复发。因此它的症状时好时坏，反复发作，影响病人的身心健康及工作，包括慢性输卵管炎、慢性输卵管卵巢炎性包块、输卵管积水、输卵管卵巢囊肿、慢性盆腔结缔组织炎。但在临床上，由于心理因素引起的慢性盆腔疼痛常被误诊为慢性盆腔炎。

盆腔炎的确是妇女的常见疾病，尤其是在一些性生活紊乱及性病泛滥的国家中是最常见的疾病。在中国，近阶段以来，由于放置宫内节育器以及夜生活的开放，盆腔炎的发病率也呈现上升趋势。对于那些注意个人卫生，生活有序有节制的健康女性来说，大可不必谈虎色变。

引起盆腔炎的主要病原体是什么

引起盆腔炎的微生物，来源于下生殖道的病原微生物。它们上行感染至上生殖道，实际是多种病原体引起的。根据美国旧金山某医院 1994 年报道，在 589 例急性盆腔炎中，65%存在一种性传播疾病的病原体，包括淋菌、沙眼衣原体、或同时兼有此两种病原体。另外，30%的病人是厌氧菌及条件致病菌，4.1%无细菌，也就是主要来源于性传播微生物（大部分）和寄居于阴道的内源性微生物（小部分）。我国在这方面缺乏大样本的资料，但是很多病人是在淋菌及衣原体感染的基础上发展而成。除了与性传染性疾病有关的以外，引起盆腔炎的病原体主要有以下几种：

1. 需氧菌

① 葡萄球菌：是较常见的病原体，属革兰阳性球菌，是产后、剖宫产后、流产后及妇科手术后生殖器炎症及伤口感染多见的病原菌。常沿阴道、宫颈、子宫、输卵管黏膜上行感染，分金黄色、表皮、腐生葡萄球菌3类，均有致病力，以金黄色葡萄球菌致病力最强，其脓液色黄、稠厚、不臭，常有转移性脓肿，且对一般常用抗生素易产生耐药，可根据药物敏感试验用药比较理想。

② 链球菌：革兰阳性链球菌种类很多，有A、B、C 3类，其中以B型溶血性链球菌致病力最强，能产生溶血素及多种酶，使感染容易扩散并引起败血症。该菌对青霉素敏感。随着临床诊断水平的提高、群众生活水平的改善，使细菌的致病力受到限制。近年常见B型溶血性乙型链球菌于产后子宫感染，也是新生儿败血症的重要病原菌，偶尔可成为新生儿致命性感染的病原菌。其脓液稀薄、淡红色，量较多，一般不并发及形成脓肿。

③ 大肠杆菌：属革兰阴性杆菌，是肠道正常寄生菌，一般不致病。但当机体抵抗力极度衰弱或因外伤等侵入肠道外组织或器官时，可引起严重的感染，甚至产生内毒素休克，常与其他致病菌发生混合感染。该菌易产生耐药菌株，对其治疗时最好做药敏试验，选择敏感的药物。其特点是：单纯大肠杆菌感染的脓液不臭，混合感染时脓液稠厚有粪臭。

2. 厌氧菌

随着厌氧培养技术的进步，现已注意到厌氧菌在盆腔感染中的重要性，它已成为盆腔感染的重要菌种之一，其中以脆弱类杆菌、消化链球菌、产气荚膜梭状芽孢杆菌最为常见。这些细菌主要来源于结肠、直肠、阴道及口腔黏膜。其特点是易于形成盆腔脓肿、感染性血栓性静脉炎，脓液有粪臭并有气泡。

3. 病毒感染

如巨细胞病毒。大多在身体极度衰弱及免疫功能低下的病人受染，孕妇患该病可引起死胎、流产及早产。

盆腔炎大多数由多种细菌感染，其中个别菌种可能较主要，但要鉴别哪种致病菌最重要却不容易，因往往会分离出 4 种或更多致病菌。一般革兰阳性需氧菌及厌氧菌可见于大多数的盆腔炎病例中。

炎症通过哪些途径到达内生殖器官及盆腔

盆腔炎症是妇女的常见疾病，90％是上行性感染引起的。在正常情况下，女性生殖道在解剖、生理上有比较完善的自然防御功能，增强了对感染的防御力。在健康妇女阴道内虽有某些病原体存在，但不一定引起炎症。产后、剖宫产后、流产后以及妇科手术后，或其他造成女性免疫能力下降，或抵抗力受损时，如酗酒、少眠、过度疲劳等，细菌即可进入创面，引起感染而致病。细菌主要通过以下 4 种途径到达内生殖器官及盆腔。

① 经淋巴系统蔓延：细菌经外阴、阴道、宫颈创伤、宫体创伤处的淋巴管侵入内生殖器及盆腔腹膜、盆腔结缔组

织等部分，是产褥感染、流产后感染、手术后感染或宫内放置节育器后感染及扩散的主要途径。

② 沿生殖器官黏膜上行蔓延：病原体侵入外阴、阴道后，沿黏膜面经宫颈内膜、子宫内膜、输卵管黏膜至卵巢及盆腹腔发生感染。淋菌常在月经后沿黏膜上行，导致输卵管卵巢炎，葡萄球菌、沙眼衣原体也沿此途径扩散。

③ 经血液循环传播：病原体先侵入人体的其他系统，再经过血液循环，到达内生殖器，是结核菌感染的主要途径。肺结核或其他器官的结核灶可经血液循环传至内生殖器，全身性的菌血症也可导致发生盆腔炎症。

④ 直接蔓延：盆腔中其他脏器感染后，直接蔓延至内生殖器，如阑尾炎可直接蔓延达右侧输卵管，发生输卵管炎。盆腔手术的损伤可引起严重的盆腔炎。

女性在什么情况下容易发生盆腔炎

女性生殖道在解剖、生理上有着比较完善的自然防御功能，增强了对感染的防御力，健康妇女阴道内虽有某些病原体存在，但不一定会引起炎症。那么在什么情况下容易引起盆腔炎呢？归纳起来，有以下几个方面。

① 产后、剖宫产后、流产后易引起感染：分娩后产妇体质虚弱，宫颈口未很好关闭，如分娩时产道损伤或胎盘胎膜残留等，病原体侵入宫腔，容易引起感染；流产时，阴道出血时间过长，或有组织物残留于宫腔内，或手术无菌操作不严格，均可发生感染，引起盆腔炎。

② 宫腔内手术操作后易引起感染：手术消毒不严格，或术前适应证选择不当，如放置宫内节育器、刮宫术、输卵管通液术、子宫输卵管造影术、宫腔镜检查等引起感染。或生殖道原有慢性炎症，经手术干扰后可引起炎症发作并扩散。

③ 经期卫生不良：月经期生殖器官的抵抗力较弱，且月经期子宫内膜剥离面有扩张的血窦和凝血块，是细菌的良好滋生环境，若不注意经期卫生，使用不洁的月经垫，经期性交等均可使病原体侵入，引起感染发生盆腔炎。

④ 临近器官的炎症直接蔓延，如阑尾炎、腹膜炎等。

⑤ 有性乱史者：尤其是短时期内有多个性伴侣，以及过分频繁的性交，可明显增加盆腔炎发病的可能。

引起盆腔炎有哪些高危因素

盆腔炎大多来自产后、剖宫产后、流产以及妇科手术，包括宫腔内手术操作后，经期卫生不良，临近器官炎症的直接蔓延，有性乱史或经期性交史等。据有关文献报道，性伴侣多的妇女罹患盆腔炎的机会较健康妇女增加 5 倍，这里所指的不是终生性伴侣数，而是短期（ <30 天内）的性伴侣数。青春期就有性行为的女性患盆腔炎的机会为 1/8，而 25 岁以上开始性生活的妇女患病机会仅为 1/80，前者比后者增加 10 倍；宫腔放避孕器的最初 2 个月内患盆腔炎的危险可增加 2 倍，与置入的宫内节育器类型无关。经过对有盆腔炎的妇女与健康妇女进行对照的调查，发现罹患盆腔炎的高危因素有受教育程度、妊娠及分娩、流产次数、性行

为、性传播疾病感染及阴道冲洗等，其中，性活动、避孕措施及有无阴道冲洗与急性盆腔炎的发生更为密切。

① 性活动：急性盆腔炎的发生危险与性活动有关，初次性交年龄越小，发病率越高；性交频率与罹患盆腔炎的次数呈正相关，性交频繁（每周 >5 次）的妇女较性交次数少者罹患盆腔炎的概率高 1.9 倍；随性伴侣数的增加，患盆腔炎的危险也增加。

② 避孕措施：研究发现，采用避孕套或避孕膜达 2 年的妇女较短于 2 年者盆腔炎的发病率低 23%。口服避孕药可减轻病人输卵管炎的病变程度，长期口服避孕药者较未服用者罹患盆腔炎的危险性减少 50%；使用宫内节育器者较不使用者罹患盆腔炎的相关危险性提高 2.5~7.3 倍，说明避孕措施与盆腔炎的危险性有关。

③ 阴道冲洗：作为盆腔炎及其后遗症的一种危险，阴道冲洗已越来越引起人们的注意。早在 1990 年，美国一位教授报道了盆腔炎的发生与阴道冲洗密切相关。每月阴道冲洗 3 次以上的妇女，盆腔炎的发病率，较每月冲洗一次的妇女高 3.6 倍，这些病例均经腹腔镜及内膜活检被证实。另一位学者发现，盆腔炎多次发作的病人中，89% 有阴道冲洗史。阴道冲洗促使盆腔炎发生的原因是它改变了阴道内正常菌群的生态平衡，同时，冲洗可促使微生物从阴道向上生殖道侵袭，增加了上生殖道感染的危险性。

④ 细菌性阴道病：细菌性阴道病可能是盆腔炎的前驱表现。有报道称，在肯定是上生殖道感染的病人中，有 66% 合并有细菌性阴道病。曾被沙眼衣原体感染的性伴侣可致妇女的盆腔炎反复发作。

⑤ 人工流产术：据有关文献报道，人工流产术前曾患阴道炎或术前有盆腔炎的妇女，人工流产术后罹患盆腔炎的危险性可增加25%。

何谓子宫内膜炎，引起急性子宫内膜炎的原因有哪些

子宫内膜炎是妇科常见的疾病，多与子宫体部的炎症并发，有急性子宫内膜炎与慢性子宫内膜炎两种。

急性子宫内膜炎是指病原体侵入子宫内膜，扩散到整个子宫内膜层，引起急性炎症。若炎症延伸，也常累及子宫壁表浅肌层，称为子宫内膜肌炎。

急性子宫内膜炎大多发生于产后、剖宫产后、流产后以及宫腔内的手术后。由于产后胎盘剥离面，流产后及剖宫产后的创面及创口，以及宫腔操作，如人流刮宫、诊断性刮宫、放置或取出宫内节育器等时消毒不严密，细菌侵入后易发生感染。此外，一些妇女在月经期、身体抵抗力虚弱时性交，经期不卫生或性生活紊乱，或医务人员错误地在不适当的情况下（如宫腔或其他部位的脏器已有感染）进行刮宫术，宫颈糜烂的电熨术，输卵管通液或造影术等，通过细菌的侵入均可发生急性子宫内膜炎。感染的细菌最常见的是链球菌、葡萄球菌、大肠杆菌、淋菌、衣原体及支原体、厌氧菌等。致病菌可由外界进入，也可病人自体的感染，突破子宫颈的防御功能侵入子宫内膜发生炎症，从而引起急性子宫内膜炎。

发生急性子宫内膜炎有哪些症状

急性子宫内膜炎是指病原体侵入子宫内膜，扩散到整个内膜层，引起急性炎症，若炎症延伸，也常累及子宫壁表浅肌层，称为子宫内膜肌炎。

急性子宫内膜炎病人大多有产后或宫腔手术操作史，临床上表现有以下症状。

① 产后或术后 3～4 天出现体温升高，一般不超过 38.5℃。脉搏略快，有时起病急，恶寒甚至寒战，发热高达 40℃，全身乏力、出汗。

② 下腹痛可伴有坠胀感，可向双侧大腿放射，有时疼痛剧烈，疼痛程度根据病情而异。

③ 阴道排液增多，白带呈水样、黄白色、脓性，或混有血。如系厌氧菌感染，分泌物带有恶臭。发生在产后、剖宫产后或流产后者，可表现为恶露长时间不净，色泽混浊。

④ 更甚者可出现败血症症状，有时并发感染性休克。如子宫内膜炎不经治疗，可扩散至子宫肌层及输卵管、卵巢及盆腔结缔组织，症状可加重。如发高热，体温可达 39～40℃，伴全身乏力、出汗、头痛、心率快，下腹痛加剧，白带增多以及全身体质衰弱等现象。

⑤ 妇科体格检查：在诊断子宫内膜炎时很重要，表现为下腹部压痛，子宫颈口可见大量脓性或血性混浊，有臭味分泌物流出。如产后有这种现象，可使子宫复旧欠佳。产后的子宫在下腹部还能摸到，随着子宫的收缩，子宫底每天

应下降一横指左右，有子宫内膜炎时，子宫下降受影响。因此，宫底高度不下降并有明显压痛，可诊断为该症。另外，若不在产后，可发现所扪及的子宫略有增大。若宫底有压痛，且子宫活动受限制时，也提示该病的诊断。

⑥ 血液白细胞计数及中性粒细胞数增高。

发生慢性子宫内膜炎有哪些症状

严格来说，每月子宫内膜能随月经排出，以及宫腔内的分泌物通过子宫口可流出体外，很少存在慢性子宫内膜炎，仅有少部分病人因防御机制受损，或病原体作用时间过长，或对急性炎症治疗不彻底而迁延成慢性。

① 宫内避孕器：宫内避孕器的刺激常可引起慢性子宫内膜炎，这是该病的主要原因。

② 分娩、产后、剖宫产术后：有少量胎膜或胎盘残留在子宫腔内，子宫复旧不全，引起慢性子宫内膜炎。

③ 更年期或绝经期：体内雌激素水平降低，子宫内膜菲薄，易受细菌感染，发生慢性子宫内膜炎。

④ 宫腔内有黏膜下肌瘤、息肉、子宫内膜腺癌等时，子宫内膜易受细菌感染发生慢性子宫内膜炎。

⑤ 子宫内膜下基底层有炎症，常可感染子宫内膜的功能层引发炎症。如老年子宫内膜炎常可与老年性阴道炎同时发生。

慢性子宫内膜炎病人大部分无明显症状，只有阴道点滴出血，轻微下腹痛。有的会诉有不规则阴道出血或月经不规则，有时有轻度下腹痛及白带增多。其中使用宫内避孕器者、非婚性生活史的年轻妇女、妊娠次数 >3 次者，受激惹因素之后削弱了内膜防御功能，以及宫颈慢性炎症的刺激，如宫颈糜烂及脓性分泌物的刺激等发病较高。该病约有 20% 病人没有症状，多数是由妇科其他疾患，如做诊断性刮子宫术时被发现。妇科检查时，子宫增大，并有触痛。老年病人患慢性子宫内膜炎需与子宫内膜恶性肿瘤相鉴别，大多可通过对诊断性刮宫刮出的内膜做病理检查作出诊断。

对慢性子宫内膜炎的治疗，应除去原因，对已放置宫内避孕器的病人，不管是否与慢性子宫内膜炎有关，首先应予取出，术前需预防性应用抗生素；如在产后、剖宫产后、人工流产后疑有胎盘胎膜残留者，如无急性出血，可给抗生素 3～5 天后做刮宫术；如有黏膜下息肉、肌瘤或内膜腺癌者，可作相应处理。一般认为，慢性子宫内膜炎是可以治愈的。

急性输卵管卵巢炎（附件炎）是怎么发生的

在盆腔炎症中以输卵管炎最常见。炎症可延及周围的组织器官即卵巢、盆腔腹膜及盆腔结缔组织。卵巢很少单独发炎，因卵巢白膜是一道很好的防御屏障。卵巢大多因与发炎的输卵管伞端粘连而发生卵巢周围炎，称为输卵管卵巢炎，又称附件炎。

急性输卵管炎主要由化脓菌引起，病原体通过宫颈的淋巴，播散到子宫旁的结缔组织。首先侵及浆膜层，发生输卵管周围炎，然后累及肌层。输卵管黏膜层可不受累或受累较轻，其管腔常可因肌壁受压变窄，但仍可保持通畅。病变以输卵管间质炎为主，轻者输卵管仅有轻度充血、肿胀，略增粗；重者输卵管明显增粗、弯曲，纤维素性脓性渗出物多，造成周围组织粘连。病原体通过生殖道黏膜上行蔓延，首先引起输卵管内膜感染，输卵管黏膜肿胀、间质水肿、充血及大量中性粒细胞浸润；重者上皮可发生退行性变或成块脱落，引起输卵管黏膜粘连，导致输卵管管腔及伞端闭塞。若有脓液积聚于管腔内，可形成输卵管积脓。

以下情况很有可能引发急性输卵管卵巢炎（附件炎）：

① 在产后、剖宫产后、流产后细菌通过胎盘剥离面或残留的胎盘、胎膜、子宫切口等到达肌层、输卵管、卵巢、盆腔腹膜发生炎症。

② 月经期性交：月经期子宫内膜的剥脱面有扩张的血窦及凝血块，均为细菌的良好滋生环境，如在月经期性交或使用不洁的月经垫，可使细菌侵入发生炎症。

③ 妇科手术操作后：妇科手术，如放宫内避孕器，人工流产，宫颈糜烂电熨术，输卵管通液、造影，腹腔镜绝育术，人工流产穿通子宫壁，盆腔手术误伤肠管等，均可导致发生急性炎症，波及输卵管、卵巢。在操作时必须注意手术者的手及所用器械以及对病人进行严密消毒，严格掌握手术的适应证。也见于子宫内膜炎未治愈者，及放置宫内避孕器发生严重的急性盆腔炎症者。

④ 邻近器官炎症的蔓延：最常见的邻近器官的炎症有急性阑尾炎、腹膜炎等。

⑤ 慢性炎症急性发作：如有慢性输卵管炎、卵巢炎，在未治愈前有性生活或不洁性交等可引起炎症的急性发作。

⑥ 全身性疾病：如败血症、菌血症等，细菌也可到达输卵管及卵巢发生急性炎症。

⑦ 淋菌及沙眼衣原体：大多为上行性急性感染，病原体大多自尿道炎、前庭大腺炎等上行至输卵管及卵巢。

急性附件炎有哪些危险因素

根据生殖道的解剖及生理特点，女性具有良好、完善的自然防御功能，使健康的妇女即使在阴道内有某些致病病原体存在时，也不会引起炎症。只有在防御功能遭到破坏或削弱，或机体免疫能力下降，内分泌发生变化时，才有引发输卵管及其周围组织急性炎症的危险。这些危险因素主要表现在以下几方面。

① 宫腔内手术操作：清宫术、输卵管通液术、造影术、宫腔镜检查等宫腔操作，如手术消毒不严格，或术前适应证选择不当，可引发急性炎症。据有关数据统计，人工流产术前一年内曾罹患阴道炎或盆腔炎的妇女，手术后罹患盆腔炎的危险性增加25%。

② 性行为因素：不健康的性行为，如过早开始性生活、性伴侣数过多、性生活过频繁等都会增加急性输卵管卵巢炎的风险。1990年，丹麦学者调查发现，在16岁以前开始性生活的女性比晚些年龄开始性生活的女性，急性输卵管卵巢炎发病概率高2倍。性交次数过多，如每周>5次者

发生急性输卵管卵巢炎的概率比每周性交次数 <5 次者高 1.9 倍。当性伴侣患有性传播疾病时，感染机会更高。

③ 经期卫生不良：使用不清洁或有污染的卫生巾，或经期有性生活，也是导致急性输卵管卵巢炎的高危因素。因为在经期宫颈口微张开，子宫内膜又有剥离面，使病原体可以乘虚而入。

④ 宫内放置节育器：在刚做好放环手术时，由于 菌侵入可引起急性炎症，也可能在长期放置节育器后继发感染引起急性炎症，并可引起输卵管脓肿。已有报道，带环者比不带环者发生盆腔炎的危险性增加 2～4 倍，尤其在刚放环的最初 3 个月中最易发生。

⑤ 不恰当的阴道冲洗：常进行阴道冲洗的妇女，由于阴道冲洗改变阴道的酸碱度值、正常菌群等环境，使其丧失了阴道自净能力，不能抵抗病原菌的侵袭；同时，冲洗液可能将病原菌冲入宫腔，导致盆腔炎的发生危险性增加。因此，不主张无目的地、仅仅为减少白带而进行阴道冲洗。

急性附件炎有哪些症状

急性输卵管卵巢炎经过积极正确的治疗后，一般在 2～3 日后体温即可下降，疼痛缓解。约在 1 周输卵管水肿消失，增厚的输卵管在 1～2 个月内完全复原。如治疗不及时或治疗不彻底，迁延日久，输卵管炎症难以完全吸收，可遗留程度不等的脓肿或粘连，于是形成慢性输卵管炎症。表现为输卵管活动性减弱，管腔狭窄或阻塞，粘连、闭锁。管壁的炎性渗液充满管腔，构成输卵管积水。慢性输卵管炎是造成不孕症的主要原因之一。

急性输卵管卵巢炎未被控制，累及的范围扩大，病变进行性加重，将逐步发展成为输卵管积脓、输卵管卵巢脓肿、盆腔蜂窝织炎、盆腔腹膜炎，甚至引发败血症、脓毒败血症。此时病人的体温可以持续上升，腹痛加剧，伴有腹胀及精神萎靡。妇科检查时发现下腹部有明显的压痛与反跳痛、肠鸣音减弱、宫颈出现压痛及抬举痛，子宫也有肿胀感与压痛，两侧或一侧可扪及增厚有压痛的包块。这些病人必须收治入院严密观察，选用对所感染细菌敏感的抗生素。若脓肿不能控制需进行手术治疗。急性输卵管卵巢炎的主要症状表现为：

① 腹痛：多为剧烈的钝痛，表现为下腹部两侧烧灼样痛，逐渐加重，下腹两侧近耻骨联合上区压痛。病人常呈急病面容，身体蜷曲，强迫体位。如有腹膜炎，可以合并有消化道症状，如恶心、呕吐、腹胀、腹泻等。

② 高热：体温可高达39～40℃。

③ 盆腔包块：如有脓肿形成，可出现下腹部包块及局部压迫刺激症状，包块位于前方，可出现膀胱刺激症状，如尿频、尿急、排尿困难；包块位于盆腔后方，可出现直肠刺激症状，如腹泻、里急后重感、排便困难。

④ 月经期发病可出现经量增多、经期延长。非月经期发病可有不规则阴道流血、白带增多、呈脓性等症状。

⑤ 妇科检查：可有阴道充血，分泌物呈黄白色或脓性有异味；宫颈充血，抬举痛，后穹窿触痛；子宫增大、压痛、活动受限；双侧附件区增厚或触及包块，压痛明显；如发生腹膜炎，可有腹部肌卫、板状腹、腹部触诊拒按等腹膜刺激症。

什么是产褥感染

产褥感染是指在分娩后生殖道受病原体侵入引起局部或全身的炎症性变化，又称为产褥热。这是女性生殖道感染在特殊时期出现的一种类型，产生的原因与分娩直接相关，是在产褥期的最常见的严重并发症。病人的主要症状是发热，因此把病人发热作为诊断产褥感染的一个指标。产妇在分娩 24 小时以后的 10 天内，按每天用口表测体温 4 次计，凡连续有两次达到或超过 38℃，就称为产褥感染。这时应对产妇全身做仔细的体格检查，从而确定产褥感染的部位及程度。

分娩后产妇多处存在创伤，均有发生感染的可能性，从外表到内生殖器可引起的感染有：

① 会阴、阴道、子宫颈、剖宫产后腹部伤口感染：尽管外阴容易污染，但此处感染并不多见。腹部伤口如注意清洁干燥，在无其他因素，如过分肥胖、糖尿病时，也少有感染。

② 子宫内膜炎、子宫肌炎：病原菌由胎盘剥离面侵入，扩散到整个子宫蜕膜层，引起急性子宫内膜炎，炎症往往累及紧邻的表浅肌层，感染扩散时更侵及深部肌层乃至浆膜层。当病人抵抗力弱、病原菌毒力强时，特别是剖宫产后或有宫腔内胎盘残留时，病原菌大量繁殖并向宫旁组织、腹膜扩散，甚至出现菌血症。

③ 盆腔结缔组织炎、腹膜炎：若感染细菌毒力强，产妇抵抗力弱，又未及时用敏感的抗生素，少数病人炎症可向盆

腔扩散，甚至引起腹膜炎。

④ 血栓性静脉炎及脓毒血症：这类感染多数出现在剖宫产后。由于久卧病床、少活动使静脉血流滞缓，再加静脉损伤及细菌感染，就可造成盆腔静脉血栓形成并继发感染。病人多于产后1~2 周继子宫内膜炎后，连续出现寒战、高热反复发作，持续数星期之久，伴有下腹持续疼痛。

综上所述，分娩是女性人生中的一件大事，分娩本身给机体带来较多的创伤，再加上产后体力消耗较大，抵抗力下降，病原体极易乘虚而入。假如产前不注意卫生，临产后又不去正规医院，接生用具及接生者不严格消毒，引起的产后感染可能迅速扩散，造成化脓性盆腔结缔组织炎与血栓性静脉炎，甚至造成败血症与中毒性休克。迄今为止，产褥感染依然与产后出血、心脏病、妊娠高血压综合征一起成为引起产妇死亡的4 大因素。近年来，随着外来人口的增加，外来孕妇为了节约医药费用，不得不到没有消毒设备、条件简陋、没有医生资质的地下诊所分娩，产褥感染率明显上升，这几年一直是上海孕产妇死亡中前3 位的原因，必须引起重视。

哪些细菌会引起产褥感染

产褥感染的病原菌，近数十年来有显著的变化。抗生素发现以前，最重要的病原菌是B 型溶血性链球菌，这种情况随着青霉素问世发生了根本改变。20 世纪50 年代，以大肠杆菌、变形杆菌、克雷白属杆菌等肠道寄生菌感染为常见，大多为医源性，且容易发生败血症和感染性休克。60 年代，厌氧细菌中的类杆菌是妇产科感染的主要病原菌。

目前认为，盆腔及腹腔内感染大多系需氧菌和厌氧菌的混合感染。除淋菌及A型溶血性链球菌外，产褥感染的病原菌大多来自阴道和宫颈菌群。产褥感染常见的病原菌有：

① 需氧性链球菌：包括A型、B型及D型溶血性链球菌，其中以B型溶血性链球菌的致病性最强，可产生多种外毒素和溶组织酶，引起严重的产褥感染，甚至导致产妇死亡。B型溶血性链球菌存在于正常阴道菌群中，医务人员或产妇本身鼻咽部及皮肤的感染灶，往往是病原菌的来源。B型溶血性链球菌常常同时引起产褥感染和新生儿感染，但它对青霉素极为敏感，自从抗生素问世以来，其危害性已大大减低。

② 大肠杆菌属：大肠杆菌及其相关的革兰阴性杆菌变形杆菌是产褥感染中最常见的病原菌，也是菌血症和感染性休克最常见的病原菌，也是医源性感染的主要病原菌。大肠杆菌存在于正常阴道菌丛中，分娩后阴道菌丛中的大肠杆菌迅速增加，成为产褥感染的主要致病菌。

③ 厌氧性链球菌：是产褥感染最常见的致病菌，以消化链球菌和消化球菌为最常见。厌氧性链球菌存在于正常阴道菌丛中。当产道损伤、宫腔胎盘胎膜残留、组织坏死，厌氧性链球菌迅速繁殖而致病。常与类杆菌、大肠杆菌混合感染。恶露有异常恶臭味。

④ 厌氧类杆菌属：是一组绝对厌氧的革兰阴性杆菌，包括脆弱类杆菌、产黑色素类杆菌等。寄生于阴道及肠道中，常与厌氧性链球菌、大肠杆菌混合感染，是产褥感染的主要致病菌。组织感染时产生大量脓液或形成局部脓肿，脓液有异常恶臭味。厌氧类杆菌还能引起感染灶邻近部位

的血栓性静脉炎，感染栓子可能脱落，发生远处迁徙，继发肺、脑、肾脓肿。

⑤ 葡萄球菌：主要的致病菌有金黄色葡萄球菌和表皮葡萄球菌，两者的致病能力有显著差异。金黄色葡萄球菌多为外源性感染，并非产褥感染常见的病原菌，但容易引起伤口感染和乳腺炎，引起的产褥感染病情大多严重。表皮葡萄球菌存在于阴道菌丛内，引起的感染较轻。

⑥ 梭状芽孢杆菌：是专性厌氧菌，其中以产气荚膜杆菌的毒性最强，寄生于肠道及阴道。梭状芽孢杆菌引起的产褥感染并不常见，并且由于这类细菌的毒性作用甚为悬殊，有的仅表现为轻度子宫内膜炎，有的则引起严重的弥散性子宫肌炎、腹膜炎及败血症，以及引起严重的溶血、黄疸、血红蛋白尿和急性肾功能衰竭。

⑦ 支原体：支原体是介于细菌和病毒之间的微生物，从孕妇生殖道内可分离出人型与T株支原体。在产褥期发热病人的子宫内膜和血中也可分离出支原体，其致病力较弱，临床症状较轻，表现低热，子宫轻度压痛。

⑧ 衣原体：20世纪30年代，有学者发现母亲患产褥感染时，婴儿易罹患包涵性结合膜炎，从而提出沙眼衣原体可能是产褥感染的病原体，但直到最近才被证实。沙眼衣原体感染的潜伏期长，发病较晚。

什么是慢性盆腔炎，有哪些症状

慢性盆腔炎常是急性盆腔炎未能彻底治疗，或病人体质较差病程迁延所致，也可无急性盆腔炎症病史，如沙眼衣原体感染所致输卵管炎。慢性盆腔炎病情较顽固，当机体抵抗力较差时，可有急性发作。

① 慢性盆腔痛、下腹部坠胀、疼痛及腰骶部酸痛，常在劳累、性交后及月经前后加剧。

② 月经异常：月经不规则，经量增多，月经失调。

③ 全身症状：有低热，易感疲倦，由于病程时间较长，部分病人有神经衰弱症状。

④ 不孕症及宫外孕：盆腔慢性炎症使输卵管粘连、阻塞，可导致不孕与发生宫外孕的概率增加。

⑤ 体征：子宫内膜炎：子宫增大、压痛；输卵管炎：在子宫一侧或两侧触到呈索条状增粗的输卵管，并有轻度压痛；输卵管积水或输卵管卵巢囊肿：在盆腔一侧或两侧触及囊性肿物，活动大多受限。盆腔结缔组织炎：子宫常呈后倾后屈，活动受限或粘连固定；子宫一侧或两侧有片状增厚、压痛，宫骶韧带常增粗、变硬，有触痛。

女性下腹疼痛都是盆腔炎引起的吗

女性内生殖器（包括子宫、输卵管、卵巢）及其周围的结缔组织、盆腔腹膜发生炎症时，称之为盆腔炎。病人常表现为发热、下腹坠胀疼痛等，但并非所有的女性下腹痛都是由盆腔炎引起的。急性阑尾炎、宫外孕、卵巢囊肿扭转或破裂、子宫内膜异位症、卵巢癌等均可引起女性下腹疼痛，这些疾病需与盆腔炎相鉴别。

① 急性阑尾炎：位于右侧的急性输卵管卵巢炎容易与急性阑尾炎相混淆。急性阑尾炎起病前常有胃肠道症状，如恶心、呕吐、腹泻等，腹痛先发生于中上腹再转移到脐周围，最后才固定到右侧下腹部。体格检查时仅在麦氏点有压痛、反跳痛，体温及白细胞增高的程度不如急性输卵管卵巢炎，但在临床上两者同时发生者也常可遇到，需与外科医生协同诊断。

② 卵巢肿瘤蒂扭转：其特点是疼痛在某时某刻突然出现，常常发生在剧烈的体位变动之后，如体育课翻跟斗，乘车时遇急刹车或用力大便后，并在腹痛同时伴有恶心呕吐，卵巢肿物扭转后囊腔内常有出血，肿物增大，伴有发热，需与急性输卵管卵巢炎性包块相鉴别，仔细询问病史，B超检查可有帮助。

③ 宫外孕或卵巢黄体囊肿破裂：宫外孕与卵巢黄体囊肿破裂均可发生急性下腹痛，但宫外孕常有闭经史，有腹腔内出血。病人面色苍白，急性病容，甚至出现休克，人绒毛膜促性腺激素（HCG）常呈阳性，而急性输卵管卵巢炎大多无这些症状，做阴道后穹窿穿刺，如抽出液为陈旧性不凝结的血液则诊断明确。卵巢的黄体破裂发生在月经之间，也表现为内出血，与炎症不相同。

④ 卵巢癌：晚期癌也有下腹痛，与慢性盆腔结缔组织炎不同，诊断时有困难，腹腔镜检查与病理活检可有助于诊断。

⑤ 腹腔内脏器的功能失调：最常见的如月经功能紊乱，它可引起下腹不适、隐痛等。最主要的区别是这些病人妇科检查及阴超均显示内生殖器官正常。

由此可见，盆腔炎并不是引起女性下腹痛的唯一疾病。在下结论之前，要结合病史、症状、体征及实验室检查综合考虑，才不至于误诊和漏诊，耽误治疗的最佳时机。

盆腔脓肿是怎样引起的？有哪些症状

盆腔的结缔组织发炎未被控制，便可化脓而形成脓肿，也可因输卵管卵巢脓肿继续发展脓液流入盆腔深部而造成。盆腔脓肿多继发于急性盆腔炎症之后。

盆腔脓肿的范围包括输卵管积脓、卵巢积脓、输卵管卵巢脓肿，以及因急性盆腔腹膜炎和急性盆腔结缔组织炎引起的脓肿等。

盆腔脓肿形成后，病人大多有高热及下腹胀痛，以下腹痛为主要症状，体温可达39℃左右。少数病人发病弛缓，脓肿形成较慢，高热及下腹痛的症状不明显，也有无发热者。直肠受到脓肿的刺激可有大便次数增多、黏液便、里急后重等症状；膀胱受到脓肿的刺激，可有尿频、尿急、尿痛等症状。

盆腔脓肿有时会发生自然破裂，大量的脓液流入腹腔，引起严重的急性腹膜炎，甚至导致败血症，有生命危险。急性盆腔结缔组织炎引起的脓肿有时能自发地破入阴道或直肠，脓液经阴道或直肠排出后，病人的症状可以得到缓解。

盆腔脓肿形成的病原体大多为需氧菌、厌氧菌、淋菌、衣原体、支原体等，以厌氧菌为主。在脓液培养中最常发现的是类杆菌属的脆弱类杆菌、大肠杆菌。近年来还发现有放线菌属，尤以依氏放线菌属是导致盆腔脓肿的病原体。这种病原体不易培养，用一般方法培养未能培养出病原体，并不等于病原体不存在。

盆腔肿脓是生殖道炎症中最严重的并发症，可以影响周围脏器出现脓肿，甚至造成脓毒败血症与感染性休克，将危及生命。必须及早到正规大医院进行正规治疗，以免后患。

患了女性生殖道炎症
需进行
哪些项目诊断检查

姓名 Name ____________ 性别 Sex ______ 年龄 Age ________

住址 Address ______________________________

电话 Tel ______________________________

住院号 Hospitalization Number ______________________________

X 线号 X-ray Number ______________________________

CT 或 MRI 号 CT or MRI Number ______________________________

药物过敏史 History of Drug Allergy ______________________________

外阴和阴道部位的炎症

患了外阴炎需做哪些检查

外阴炎的诊断主要需做以下检查。

① 询问病史:常可发现不洁物接触史或原有宫颈炎、糖尿病史等。

② 有外阴炎的症状:病人大多感到外阴部有瘙痒、疼痛及灼热感,局部发红、肿胀,或有糜烂、小丘疹、小水疱、脓疱等,在活动、性生活、排尿排便时加重,伴有白带增多,严重时可以发生溃疡,出现成片的湿疹,甚至是外阴脓肿,外阴蜂窝织炎,伴腹股沟淋巴结肿大;慢性外阴炎病人大多感到外阴瘙痒,皮肤增厚粗糙,甚至皲裂。

③ 医生做妇科检查时,可以发现外阴皮肤黏膜红肿,有抓痕,有时有湿疹或溃疡,慢性炎症病人的外阴皮肤大多增厚,甚至皲裂。

④ 病人必须做一些检查,如白带检查和外阴局部涂片等,以了解有无滴虫、真菌、淋菌、衣原体等。必要时还要做尿糖和血糖检查。幼女的外阴炎还需检查有无肛门周围的蛲虫病。

确诊细菌性阴道病需符合哪些条件

细菌性阴道病的诊断方法有多种，现简要介绍。

1. 临床诊断

病人出现下列4项临床特征中至少有3项，便可诊断为细菌性阴道病。

① 均质、稀薄的阴道分泌物：超过27%的细菌性阴道病病人有明显的"泡沫"样阴道分泌物。虽然患有细菌性阴道病的女性常常有阴道分泌物增多的陈述，但分泌物的量经常不同，可以是很少、中等或很多。

② 阴道酸碱度>4.5：正常阴道内的酸碱度为3.8～4.2，酸碱度>4.5对诊断细菌性阴道病最敏感，但特异性低。阴道中的精液、宫颈黏液、经血与滴虫性阴道炎等可使阴道分泌物酸碱度值增高。

③ 氨试验阳性：阴道分泌物加10%氢氧化钾，可释放出特殊难闻的"鱼腥味"或氨味，此现象称为氨试验阳性，但缺乏氨味并不能排除细菌性阴道病。

④ 阴道分泌物找到线索细胞：正常的阴道上皮细胞边界清晰，细菌性阴道病妇女阴道酸碱度值升高，使大量的细菌牢固地黏附在阴道上皮细胞上，在显微镜下能观察到阴道上皮细胞边缘模糊，呈点状或颗粒状的线索细胞。此外，在显微镜下还可发现细菌的数量明显增加，短杆菌和球杆菌占优势，很难看到长杆状的乳杆菌。根据线索细胞就能准确地预测85%～90%的细菌性阴道病病人。

2. 阴道涂片诊断

细菌性阴道病的涂片特征是:阴道加德纳菌、普雷沃菌形态及动弯杆菌形态的小细菌占优势,缺乏乳杆菌形态的细菌。

3. 分泌物细菌培养

4. 脯氨酸氨肽酶测定

用酶联法测定脯氨酸氨肽酶的活性,若标本呈现枯黄或红色,提示为细菌性阴道病,仍保持黄色为阴性。

怎样诊断真菌性阴道炎（霉菌性阴道炎）

真菌性阴道炎的典型病例并不难诊断。根据有关病史、诱发因素、症状、体征和实验室诊断很易确诊。直接做分泌物涂片检查或找到芽孢和菌丝就可确诊。

无症状的阴道带真菌病人及有症状的外阴阴道炎,在病原菌及病原菌的特征上并无差别。但大多数无症状的阴道炎病人阴道内寄居菌为酵母菌,表现为有厚壁的孢子体;在有症状的阴道炎病人阴道内寄居菌大多为菌丝相,表现为芽管及假菌丝。只有带假菌丝的念珠菌才能在阴道黏膜附着并侵入阴道,导致炎症的发生。

由于念珠菌寄居在无症状阴道病人的阴道时,往往仅见到芽孢,很少见到菌丝,故在有症状病人的分泌物中找到芽孢和菌丝即可作出念珠菌外阴阴道炎的诊断。湿片检查不仅可见到念珠菌菌丝,还可排除阴道滴虫和线索细胞。应用10%的氢氧化钾湿片镜检,可检出65%~85%的出芽菌丝。

约有50%的念珠菌培养阳性病人，在显微镜检查时未找到念珠菌。对症状和体征明显、显微镜检查阴性的病人，有必要进行分泌物真菌培养，其诊断意义较大。但在无症状阴道炎病人的阴道寄居时也可出现阳性反应，因此培养并不常规应用，只有在出现阴道炎临床症状、显微镜检查阴性，尤其是反复复发的病人，以及怀疑耐药菌株或非白念珠菌感染时，采用培养方法可提高诊断的准确性。同时还需做药物敏感性试验。

通常如果病人有典型的临床表现，且在显微镜下见到芽孢和假菌丝即可作出诊断，不需再做培养，以减少不必要的费用支出。但在对分泌物做显微镜检查时，还必须注意有无滴虫、淋菌的感染，以及白细胞的数量，以供医生用药选择时参考。

值得提醒的是，对于老年、肥胖或久治不愈的病人，应加做尿糖及血糖检查，同时也需仔细询问有无其他药物应用史（如抗生素、激素、抗排异药等），以便找出致病因素。

怎样诊断急性宫颈炎

根据病史、临床表现、妇科检查及实验室检查，诊断急性宫颈炎并不难。病人的主要症状是阴道分泌物增多，呈黏液脓性，或混有血。阴道分泌物的刺激可引起外阴瘙痒及灼热感，常伴有腰酸及下腹部坠痛，也可出现经间期出血、性交后出血等症状。此外，常有下泌尿道症状，如尿频、尿急、尿痛。有的病人有性交痛，也可有轻度体温升高。妇科检查可见宫颈充血红肿，有脓性白带从宫颈口流出，量多，特别是淋菌及沙眼衣原体感染时。由于病原体的选择性侵袭，使宫颈黏膜外翻呈“撅嘴”状，宫颈有触痛、质脆，触之易出血。当感染沿宫颈淋巴管向周围扩散时，可引起宫颈上皮脱落，甚至形成溃疡。若是淋病奈瑟菌感染，因尿道旁腺、前庭大腺常同时受累，可见尿道口、阴道口黏膜充血、水肿，以及多量脓性分泌物。该病常与阴道炎症同时发生，也可因感染上升同时发生急性子宫内膜炎。在擦去宫颈表面分泌物后，用小棉拭子插入宫颈管内取出。若肉眼看到白色棉拭子上有黄色黏液脓性分泌物，应将分泌物涂片做革兰染色，查找白细胞及淋病奈瑟菌；分泌物悬滴法检查滴虫，若光镜下每个油镜视野平均有 10 个以上多形核白细胞，同时排除淋病奈瑟菌、滴虫感染，即可诊断黏液脓性宫颈炎。此时病人应做衣原体及淋病奈瑟菌的检测，常用检测方法除宫颈分泌物涂片进行革兰染色外，还可进行分泌物培养及酶联免疫吸附试验（ELISA），同时对药物做敏感试验。

急性子宫颈炎的治疗，主要针对病原体，以全身给药为主，给予抗生素口服或肌内注射。对于单纯急性淋菌性宫颈炎主张大剂量、单次给药，常用药物有：第3代头孢菌素、氟喹诺酮类药物，如氧氟沙星（氟嗪酸）200毫克，每日2次，共7天；青霉素G 1 000万单位静脉滴注，每日1次，共5天。治疗衣原体药物有四环素、红霉素、氟喹诺酮类药物。由于淋病奈瑟菌感染常伴有衣原体感染，而衣原体感染不一定有淋病奈瑟菌感染，因此，一般治疗原则是：若为淋菌性宫颈炎，治疗时除选用抗淋病奈瑟菌的药物外，同时应用抗衣原体感染药物；若为衣原体性宫颈炎，则选用治疗衣原体药物；对找不到病原体的黏液脓性宫颈炎，治疗效果较差。

总之，急性炎症需积极治疗，避免治疗不彻底渐变成慢性宫颈炎。用何种抗生素，需视查出的病原体而决定。

确诊慢性宫颈炎还需与哪些疾病相鉴别

根据临床症状与妇科检查，慢性宫颈炎在诊断上并不困难，重要的是必须把一些外观与宫颈炎相似，然而却严重危及女性健康的疾病相区别。慢性宫颈炎的主要症状是阴道分泌物增多，分泌物呈乳白色黏液状，有时呈淡黄色脓性，伴息肉形成时，可有血性白带或性交后出血。当炎症涉及膀胱下结缔组织时，可出现尿急、尿频。当炎症沿宫骶韧带扩散到盆腔，可有腰骶部疼痛、下腹坠痛等。宫颈黏稠脓性分泌物不利于精子穿过，可造成不孕。妇科检查时可见宫颈有不同程度糜烂、肥大、充血、水肿，有时质地较硬，有时可见息肉、裂伤与宫颈腺囊肿。宫颈糜烂与宫颈上皮内瘤样病变，早期浸润癌、宫颈结核等，从外观上难以鉴别，需常规用宫颈涂片、宫颈管吸片，必要时做阴道镜检查及活体组织检查以明确诊断。在宫颈病变部涂碘后，在碘不着色区用阴道镜检查，如见到白色上皮及血管异形，可诊断为宫颈上皮内瘤样病变、早期宫颈癌，在这种病变中取活体组织检查诊断准确率较高。活体组织检查是鉴别诊断中最准确的检查方法，可检出宫颈湿疣、癌细胞、结核、梅毒等，从而与一般慢性宫颈炎相鉴别。经阴道 B 型超声检查，对诊断位置深在的宫颈腺囊肿有帮助。

怎样解读阴道脱落细胞检查报告

在妇科检查或普查中，为了筛查子宫颈癌，医生需常规对宫颈部位刮片，从所取得的脱落细胞中了解是否存在问题。这一方法称为阴道脱落细胞检查（俗称巴氏涂片）。该法从 1941 年至今，已在国际、国内沿用了 70 余年。长期临床实践证明，此法具有简便易行、经济有效、可以多次重复检查的特点，历来是妇科常规检查的重要手段及妇科普查时的首选初筛工具。那么如何解读巴氏涂片的结果呢?

阴道的脱落细胞检查结果，在我国采用巴氏五级分类法作为标准。Ⅰ级：为正常的阴道细胞涂片；Ⅱ级：细胞核普遍增大，淡染，或有双核，有时染色质稍多，可见核周晕及胞质内空泡，显示增生活跃状态，一般说有炎症；Ⅲ级：核增大，核型不规则，或有双核，染色加深，核与胞质比例改变不大，为可疑癌；Ⅳ级：少量细胞具有恶性改变，核大，深染，核型不规则，核染色质颗粒粗，分布不匀，胞质量少，为高度可疑癌；Ⅴ级：许多细胞具有典型癌细胞特征，为癌症表现。本法简便易行，对病人无痛苦，可广泛用于子宫颈癌的普查，以达到早期发现、早期诊断、早期治疗的目的。巴氏分级法的缺点是：以级别来表示细胞学改变的程度易造成假象，似乎每个级别之间有严格的区别，使临床医生仅根据分类级别的特定范围来处理病人。实际上Ⅰ～Ⅳ级之间的区别并无严格的客观标准，主观因素较多。最主要的是与对脱落细胞的识别及检验涂片者的认知水平有极大关系。未经严格培训的检验员，读片时对显著的癌细胞也可能视而不见，相反也可能把正常的有炎症的细胞误以为癌细胞。

女性生殖道细胞有哪些新的检查方法

为使妇科生殖道细胞学的诊断报告与病理学术语一致，细胞学报告与临床处理密切结合，1988年，美国医疗机构制订了阴道细胞新的分类系统。国际癌症协会于1991年对宫颈/阴道细胞学的诊断报告正式采用贝氏系统（Bethesda system，TBS）分类法。该法对以下3个方面进行了改良:将涂片制作质量作为细胞学检查结果报告的一部分;对病变做必要的描述,对细胞病理学诊断提出治疗意见。这些改良措施加强了细胞病理学医生与妇科医生间的沟通。贝氏系统分类法描述性报告主要包括以下内容:a. 感染。原虫、细菌、真菌、病毒。b. 反应性细胞的改变。细胞对炎症、损伤、放化疗、宫内绝育器的反应性改变,萎缩性阴道炎,激素治疗的反应性改变。c. 鳞状上皮细胞异常。不明确诊断意义的不典型鳞状上皮细胞、宫颈鳞状上皮病变(CIN):鳞状上皮细胞轻度不典型增生(CIN Ⅰ级)、鳞状上皮细胞中度不典型增生(CIN Ⅱ级)、鳞状上皮细胞重度不典型增生(CIN Ⅲ)、可疑鳞癌细胞、肯定癌细胞,若能明确组织类型,则按下述要求报道:角化型鳞癌、非角化型鳞癌、小细胞型鳞癌。d. 腺上皮细胞异常。子宫内膜细胞团—基质球、子宫内膜基质细胞、未明确诊断意义的不典型宫颈管柱状上皮细胞、宫颈管柱状上皮细胞轻度不典型增生、宫颈管柱状上皮细胞重度不典型增生、可疑腺癌细胞、腺癌细胞(高分化腺癌或低分化腺癌)。若有可能,应判断来源:颈管、子宫内膜或子宫外。e. 不能分类的癌细胞。f. 其他恶性肿瘤细胞。g. 激素水平的评估。这一方法是通过负压滤过膜去除了血液、脓液黏液后制成薄片,使细胞形态在涂片上分布均匀,形态清晰,把它称为液基薄层细胞检查法(简称 TCT),目前在大城市、大医院已替代了传统的巴氏五级分类检查,成为宫颈癌的主要筛查手段。

近年来,计算机辅助细胞检测系统在宫颈癌早期诊断中得到广泛应用。这是利用电脑与神经网络软件对涂片进行自动扫描、读片、自动筛选,最后由细胞学专职人员作出最后诊断的新技术，其原理是基于神经网络系统在自动细胞学检测这一领域的运用。这一方法具有高度敏感性和准确性，并能克服直接显微镜下读片因视觉疲劳造成的漏诊，省时省力，适用于大量人工抹片检测的筛选工作。

阴道镜检查在宫颈病变的诊断中有什么意义

阴道镜是一种内镜，它由放大镜头、支架及电源 3 部分组成。近来更将阴道镜与电脑及治疗机连成一体，既能检查、观察，又能及时记录、存档、录像，还可进行治疗。阴道镜的放大镜头可将观察的目标，如外阴、阴道、宫颈的局部放大 10~40 倍，使它们的上皮结构、血管形态以及是否出现病理图像一览无余。

宫颈发生病变时，尤其在宫颈已发生上皮内瘤样病变这一癌前变化时，甚至已经是早期癌时，用肉眼观察很难与一般的宫颈炎相区别。另外，当宫颈受到人乳头瘤病毒袭击，形成亚临床湿疣时，肉眼也难以辨别。这时采用阴道镜检查可以把病灶放大几十倍，从而在宫颈上清晰地看出是一般的糜烂，还是已有异常的病损，这些异常的病损范围有多大，侵犯哪些部位，从而指导医生从何处着手进行局部的活组织检查。在阴道镜指示下活检，其准确率与一般肉眼下活检的准确率相比可高出 30％以上。有经验的医生活检准确率可高达 95％以上。但是阴道镜毕竟只是一种形态学上的检查手段，对图像的解释带有很多经验性、主观性的因素。未经长期专业培训，诊断的可靠性、正确性会出现较大误差。此外，有时宫颈的病变区域不易很好暴露时，例如，病变生长在宫颈管内，或宫颈有裂伤时便无法作出准确诊断。也就是说最终的准确诊断还需依赖活组织的病理检查。

什么情况下病人需做阴道镜检查

在以下情况下病人应接受阴道镜检查：a. 细胞学检查发现异常，如涂片报告在巴氏Ⅱ级以上。b. 临床有可疑症状和体征，如接触性出血，宫颈中、重度糜烂，不对称糜烂或糜烂久治不愈，可见白斑或肉眼癌疑。c. 下生殖道湿疣。d. 外阴及阴道可疑病变，如阴道上皮内瘤样病变、早期阴道癌、阴道腺病、梅毒、结核、尖锐湿疣等。e. 宫颈治疗后随访。f. 早期宫颈癌在术前确定病变波及范围。g. 宫颈锥切前确定病变范围。

检查前 24 小时内避免阴道、宫颈操作与治疗（冲洗、妇科检查、活检、性交等），以减少对检查部位的刺激和干扰。遇有检查部位出血或阴道、宫颈急性炎症，不宜进行检查。

阴道镜检查的注意事项：a. 阴道镜检查不能观察细胞的细微结构，只能观察病变引起的局部形态学改变，因此不能确诊病变性质，只能提供可能病变部位。凡阴道镜下怀疑宫颈、阴道癌变，均应在阴道镜指导下进行活组织检查，用于病理学检查。b. 宫颈刮片细胞学检查和阴道镜检查需要联合应用，对指导宫颈活检、早期诊断宫颈癌有重要临床价值。细胞学检查阳性而活检阴性者，应做阴道镜检查。

c. 虽然阴道镜检查对早期宫颈癌、阴道癌与外阴癌有一定的临床诊断价值，但由于需要一定的设备，并要有经过一定训练的专业人员，检查1例病人要花费一定的时间仔细观察，因此不适用于大规模普查工作。

阴道镜检查后为什么有些病人还必须做切片检查

阴道镜是一种双目立体放大镜式的光学窥器，利用阴道镜探头，可将被观察的局部放大10～40倍，用于外阴、阴道和宫颈上皮结构及血管形态的观察，可以发现与癌有关的异型上皮、异型血管以及早期癌变所在，辅助诊断宫颈上皮内瘤样病变（CIN）及早期宫颈癌。光学阴道镜及电子阴道镜均观察不到宫颈管，对鳞－柱移行带位于宫颈管内者的应用受到限制，应刮取宫颈管内组织或用宫颈管刷取材用于病理学检查。阴道镜检查也不能观察细胞的细微结构，只能观察病变引起的局部形态学改变，因此不能确诊病变性质，只能提供有关可能发生病变的部位。凡阴道镜下怀疑宫颈、阴道癌变，均应在阴道镜指导下进行活组织检查，用于病理学诊断。

何谓宫颈活检？在宫颈炎诊断中有什么意义

宫颈活检是指应用专门的活检器械，在宫颈外口柱状上皮与鳞状上皮交界处，或肉眼糜烂较深或特殊病变处取材。其适应证为：a. 宫颈细胞学涂片检查巴氏Ⅲ级或Ⅲ级以上者。b. 宫颈细胞学涂片检查，虽为巴氏Ⅱ级，经炎症治疗后，仍反复为Ⅱ级者。c. 肿瘤固有荧光诊断仪或阴道镜检查时，反复可疑阳性或阳性者。d. 宫颈炎症反复治疗无效者，宫颈有溃疡或赘生物生长者。e. 疑有宫颈癌或慢性特异性炎症，需进一步明确诊断者。目前，对癌症的确诊唯一可信的检查是病理切片。此外，通过活组织检查还可发现宫颈感染梅毒、结核等特异性炎症。因此，在确诊宫颈炎的程度及与其他疾病鉴别时，还必须通过宫颈活检。其方法为：病人取膀胱截石位，阴道窥器暴露宫颈，用干棉球擦净宫颈黏液与分泌物，局部消毒；用活检器在宫颈外口柱状上皮与鳞状上皮交界处或肉眼糜烂较深或特殊病变处取材，一般在宫颈组织相当于时钟的3、6、9、12 点切取4 块组织，分瓶做好标记送验。所取组织应包括宫颈上皮及间质，组织大小以 0.2～0.3 厘米为宜；若临床已明确为宫颈癌，只为明确病理类型或浸润程度时，可只做单点取材；为提高取材准确性，可在阴道镜监测指导下或应用肿瘤固有荧光诊断仪进行定位活检，或在宫颈阴道部涂以复方碘溶液，选择不着色区取材；活组织取下后用带线棉塞填塞、压迫宫颈，以防出血；告诉病人 24 小时后自行取出，如取出棉塞后出血仍多，应立即去医院急诊处理；若活检时出血活跃，可用止血剂或止血海绵放在宫颈出血处，再用棉塞压迫，估计次日取出棉塞后可能再出血者，嘱其去医院请医生取出；告诉病人 7～10 日后来门诊取病理报告结果。对做宫颈活组织检查的病人应注意以下几点：a. 对患有阴道急性炎症，如感染滴虫、真菌等的病人应在治愈后，再做活检。b. 急性附件炎或急性盆腔炎时，暂不做活检。除非肉眼已十分可疑，目的只是为了确诊，可以取一块组织，同时给予抗生素。c. 妊娠期不做活检，以避免流产、早产。d. 月经前期不宜做活检，以免切口出血与月经相混淆，且月经来潮时若切口仍未愈合，会增加内膜组织在切口种植机会。

怎样诊断急性附件炎，需与哪些疾病相鉴别

诊断需从以下几个方面考虑：对于在产后、流产后、宫腔手术操作后，或有不洁性生活史的病人，一旦出现发热，腹痛伴脓性白带增多时，首先应想到急性输卵管卵巢炎，这时应给予以下检查：

① 实验室检查：a. 血象。白细胞计数升高，中性粒细胞计数升高。b. 尿妊娠试验阴性。

② B 超检查显示炎性包块或盆腔脓肿。

③ 阴道后穹窿穿刺抽出脓性液体或渗出液。

④ 必要时可进行腹腔镜检查，提高准确率：腹腔镜的肉眼诊断标准是：a. 输卵管表面明显充血。b. 输卵管壁水肿。c. 输卵管伞端或浆膜面有脓性渗出物。

急性输卵管卵巢炎常需要与以下疾病相鉴别：

① 急性阑尾炎：属外科急腹症，主要症状也是腹痛、高热，伴有消化道症状。但腹痛多为转移性右下腹痛，妇科检查一般无阳性体征。B 超检查子宫附件无异常发现。

② 输卵管妊娠破裂或流产：腹痛多伴有阴道流血，一般不出现高热。尿妊娠试验阳性可予排除。

③ 卵巢囊肿蒂扭转或破裂：起病突然，腹痛剧烈，一般无高热。血象白细胞无明显升高。B 超检查发现盆腔实质或囊性包块。

④ 盆腔子宫内膜异位症：该病具有痛经、月经量多，并有不孕病史。附件可被扪及或盆腔有小结节包块可扪及。B超检查可给予鉴别。

⑤ 肾结石、肾绞痛：以腰痛为主，疼痛剧烈。既往有肾结石病史。尿液中可找到红、白细胞。B 超检查可显示有结石影形。

⑥ 肠梗阻：除腹痛外，还有腹胀、肛门排气排便停止、呕吐等症状，依据症状及腹部摄片等可予鉴别。

产褥感染应怎样诊断

① 确定是否有感染：产后发热往往是首发症状。首先应详细询问病史，做好体格检查，排除引起产后发热的其他疾病，如呼吸道感染、泌尿系统感染或乳汁淤积、乳腺炎等及伤口感染，便可作出诊断。正常产妇在产后 24 小时内可有轻度体温升高，一般不超过 38℃。产后 3～4 天可能因乳房乳汁淤积引起发热，维持数小时至 10 余小时后恢复正常。如果产后 24 小时以后体温超过 38℃或持续不恢复正常，大多系感染所致。

② 确定感染病灶的部位：产褥期最常见的感染是生殖道感染。在诊断过程中确定感染发生的主要位置、播散范围及有无胎盘残留、腹膜炎、深静脉栓塞等并发症是关键。应先对表面创口进行检查，并了解恶露的性状，有无臭味，

按压宫体有无压痛等，经过仔细检查应该能够确定感染位置并获得感染证据。泌尿道、乳腺以及呼吸道感染也是产褥期常见的并发症，首先应予以排除。

如尿路感染时出现高热、肋脊角叩痛、脓尿和菌尿，通过中段尿液细菌培养等检查，一般不难作出诊断。乳腺内乳汁淤积引起的发热，一般不超过 24 小时。如有炎症并发，体温持续增高，局部出现炎症或脓肿体征，诊断大多不困难。呼吸道感染时，也可根据症状、体征作出诊断，胸部 X线检查也有助诊断。

如果未能证实发热是由其他原因所引起时，均应诊断为产褥感染。

③ 确定产褥感染的病原菌：病原菌的鉴定是产褥感染重要的诊断手段之一，并为选用最恰当抗菌治疗提供依据。主要是做宫腔分泌物培养，经后穹窿穿刺或剖宫产时直接得到子宫直肠陷凹分泌物培养，血培养也可分离出病原菌。

怎样诊断慢性盆腔炎

我们把发生在女性的内生殖器官，如子宫、输卵管、卵巢，以及包绕在它们周围的结缔组织和盆腔腹膜的炎症，统称为盆腔炎。

盆腔炎大多发生于分娩、流产与生殖道手术后。由于无菌操作不严，机体抵抗力弱，细菌侵入而引起；有时因经期或产褥期不注意卫生（包括经期性交与不洁性交史）所造成；或有慢性盆腔炎史；也可继发于其他脏器感染，如阑尾炎、腹膜炎、膀胱肌炎等。近来引起大家注意的是放置宫内节育环的病人容易诱发盆腔炎，这可能与宫腔内有了异物，容易感染细菌有关。

盆腔炎的临床表现可因炎症的轻重及范围大小而有不同。急性盆腔炎起病时，病人感到下腹坠胀或剧烈疼痛，伴有发热，如果病情严重，有腹膜炎时常有腹胀、腹泻，出现高热、寒战、头痛、食欲不振。一旦有脓肿形成，可摸到在下腹的包块，有明显的压痛；因肿块与周围炎症引起排尿困难、尿频、尿痛等；假如包块位于后方可有直肠刺激症状，如出现腹泻、里急后重感和排便困难；白带往往增多，有臭味。在感染了毒力强的细菌时，还可出现感染性休克，以致危及生命。

慢性盆腔炎可有下腹坠胀疼痛，腰骶酸痛，伴肛门坠胀感，在劳累、性交后及经前可加重，白带增多，痛经或月经过多，原发或继发不孕。

体格检查：病人表现为疼痛的病容，体温高，心率快，腹胀，下腹部有肌紧张，压痛与反跳痛，肠鸣音减弱或消失。盆腔检查：阴道可能充血，并有大量脓性分泌物，穹窿有明显触痛。子宫颈充血、水肿、举痛明显。子宫体略大，有压痛，活动度受限。子宫的两侧压痛明显，有时可扪及肿块。子宫旁结缔组织炎时，可扪到下腹一侧或两侧有片状增厚，或两侧宫骶韧带高度水肿增粗；有脓肿形成且位置较低时，可扪及后穹窿或侧穹窿有肿块且有波动感。

根据病史、症状、体征，疑有包块者应做 B 超检查，或取宫腔分泌物，或后穹窿穿刺抽出物做涂片、培养，必要时做血培养（包括厌氧菌培养）及药物敏感试验，这样盆腔炎即可被确诊。

确诊慢性盆腔炎时为什么需做腹腔镜检查

急性盆腔炎治疗不彻底可演变为慢性盆腔炎，包括慢性输卵管炎、慢性输卵管卵巢炎性包块、输卵管积水、输卵管卵巢囊肿、慢性盆腔结缔组织炎。

此时病人常常表现为长期慢性的盆腔部位疼痛。此外，还有子宫内膜异位症、肠及大网膜粘连、盆腔静脉丛淤血症等，均可发生慢性盆腔疼痛。B 超检查对诊断盆腔炎块、子宫内膜异位囊肿等有一定的参考价值，但 B 超检查难于鉴别慢性盆腔炎或盆腔静脉丛淤血症或肠粘连，对早期子宫内膜异位症也难以发现。腹腔镜可直接观察到盆腹腔内的脏器，看清子宫、卵巢、输卵管的形态、大小等，是鉴别以上疾病行之有效的方法，而且对慢性下腹痛病人兼有诊断和治疗意义。同时术中可确定病灶累及的部位和范围，为手术治疗和术后保守治疗提供了依据。

在腹腔镜下可发现引起慢性盆腔痛的原因，从而采取相应的治疗措施。如盆腔粘连进行分离术，子宫内膜异位病灶的电凝、激光气化或病灶摘除等，术后再服药物对其治疗；对于子宫体后位、固定或与周围组织粘连者，分离粘连后即进行子宫悬吊术，既可纠正后位子宫，又可以防止术后再度粘连。这样，术后症状可得到明显减轻或消失，以利恢复生育功能。腹腔镜检还可以给部分不通畅的输卵管进行疏通治疗。

随着腹腔镜手术器械的日益完善和操作的提高，腹腔镜在妇科领域的应用将越来越广泛。其中在慢性盆腔炎诊治中的应用，弥补了实验室检查及其他传统检查方面的不足，为早期诊断和治疗，尤其在保存生育功能方面，提供了行之有效的方法。

诊断盆腔脓肿需与哪些疾病相鉴别

诊断盆腔脓肿时，详细询问病史十分重要。假如在产后、剖宫产后、人工流产术后、宫腔手术后或在不洁性生活后，病人出现高热、下腹疼痛；妇科检查：盆腔深部触及包块，触痛，有波动感；实验室检查：白细胞计数增高，红细胞沉降率（血沉）增快，大多可确诊。如施行后穹窿穿刺，抽出脓液诊断更可确立。条件允许还可将脓液作细菌培养，明确病原体后有针对性地给予抗菌药物治疗。医生还常常应用 B 超、CT 等影像方面的辅助检查方法来协助诊断。

在诊断盆腔脓肿时应与急性阑尾炎、宫外孕、卵巢囊肿蒂扭转或破裂等相鉴别。

① 急性阑尾炎：起病前常有胃肠道症状，如恶心、呕吐、腹泻等，腹痛先发生在中上腹，再转移到脐周围，最后才固定到右侧下腹部。检查时仅麦氏点有压痛、反跳痛、体温及白细胞增高的程度不如盆腔脓肿。但临床上两者同时发生者也常遇到，尤其是右侧盆腔感染时更难区别。常需与外科医生协同诊断。

② 宫外孕：宫外孕破裂时会引起急性下腹痛，但病人多半有闭经史，并表现有腹腔内出血。症状表现为病人面

色苍白，急性病容，甚至出现休克，尿 β－HCG 常呈阳性，而盆腔脓肿没有这些症状，做阴道后穹窿穿刺，如抽出陈旧性血液便可明确宫外孕诊断，如穿刺抽出脓液可明确盆腔脓肿诊断。

③ 卵巢囊肿蒂扭转或破裂：疼痛在某时某刻突然出现，常常发生在剧烈的体位变动之后，腹痛同时伴有恶心呕吐，卵巢肿物扭转后囊腔内常有出血，肿物增大，伴有发热，需与盆腔脓肿相鉴别，在仔细询问病史，尤其是 B 超检查可有助于鉴别。

盆腔炎诊断有哪些新标准

对于盆腔炎的诊断历来缺乏一个明确的标准，其主要原因是临床表现缺乏特异性。以腹痛为例，不少医生把女性出现下腹疼痛一律按盆腔炎来治疗。曾有学者对此进行研究发现，表现为盆腔疼痛的病人接受腹腔镜检查后，有 1/3 发现存在其他疾病，如阑尾炎、子宫内膜异位症等；有的则显示完全正常的盆腔。相反，大约有 2/3 因盆腔炎而导致输卵管性不孕症的病人既往并没有盆腔炎病史。因此，对盆腔炎的诊断标准近年来进行了不少研究，美国疾病控制与预防中心在 2001 年性传播疾病治疗准则中，推荐盆腔炎临床诊断的标准：

① 临床诊断盆腔炎的最低标准：下腹压痛，附件区压痛，宫颈剧痛。

② 临床诊断盆腔炎的附加条件（下列标准具备一项或以上）：a. 口腔温度 >38℃。b. 阴道分泌物显微镜下有白

细胞存在。c. 红细胞沉降率（血沉）加快，C 反应蛋白升高。d. 实验室检查证实，有宫颈淋菌或沙眼衣原体感染。e. 子宫内膜活检或病理证实有子宫内膜炎。f. 阴道超声检查显示输卵管积脓。g. 腹腔镜检查发现有与盆腔炎一致的异常。

女性生殖道炎症病人

应掌握

哪些基础医学知识

姓名 Name ______ 性别 Sex ______ 年龄 Age ______

住址 Address ______

电话 Tel ______

住院号 Hospitalization Number ______

X 线号 X-ray Number ______

CT 或 MRI 号 CT or MRI Number ______

药物过敏史 History of Drug Allergy ______

女性生殖器官有哪些特点

女性生殖系统有哪些自我防御功能

女性的生殖系统具有直接与外界相通的特点，细菌及致病微生物可以从外阴一路长驱直入进入盆腔。但是真正发生内生殖器官的感染，即所谓的"附件炎"、"盆腔炎"并不多。在美国，根据不完全统计，性活跃期妇女(15～44岁)中接受盆腔炎治疗的人数大约占10%。我国虽没有统计过，但估计发病率远远低于此比例。为什么并不像想象中那么高呢？那是因为女性的生殖系统具有很强的自身防御功能，在正常的健康情况下，足以抵御外来侵犯，保护良好的内在环境。这种自身防御功能表现在两个方面。

① 解剖结构上有抵御能力：女性生殖道尽管直接与外界相通，但正常健康的女性：a. 她们在外阴有两扇大门把持，在正常状态下，两侧大小阴唇呈闭拢状态，遮挡并保护阴道口。b. 阴道的前后壁在重力作用下紧紧相贴。c. 在宫颈管内有一黏液栓堵住通道，防止细菌长驱直入。d. 子宫内膜周期性地脱落，以致即使有细菌附着，也可随内膜排出。e. 输卵管的蠕动及纤毛摆动以向子宫腔的方向为主，阻挡了细菌进入盆腔。

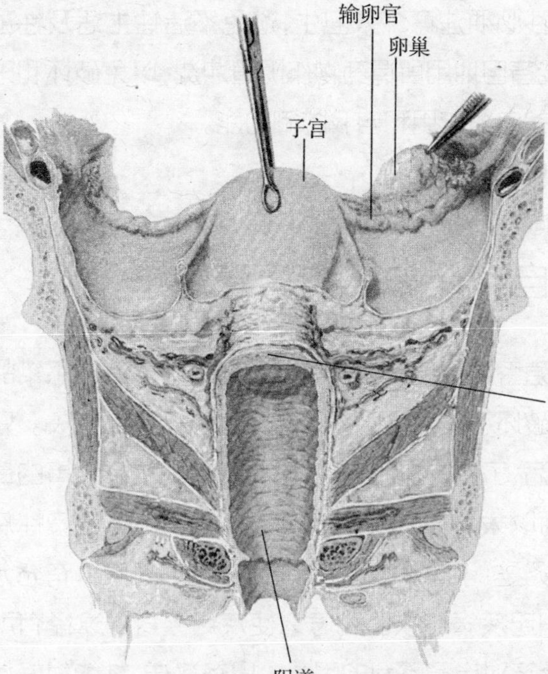

② 生理上具有杀灭微生物的能力：阴道上皮在卵巢分泌的雌激素影响下增生变厚，增加对病原菌侵入的抵抗力。同时上皮细胞中含有丰富糖原，在乳杆菌作用下分解为乳酸，维持阴道正常的弱酸性环境[酸碱度（pH）<4.5，大多在3.8～4.4]，这样可以抑制其他寄生菌过度生长，保持相对清洁的环境。

在上述两大防御功能下，一般的细菌偶有侵犯，如在月经期前后及妊娠期间并不会导致感染发生，对绝大多数女性而言，足以保持健康状态。这些功能称为阴道自净作用。此外正常情况下阴道内有多种细菌微生物寄居（见前述）它们互相依存、互相制约，保持着动态平衡以维护阴道的清洁。每个女性必须注意个人卫生，避免不洁性生活及性滥交等，也不能盲目地用所谓药物作阴道冲洗，以免破坏和干扰上述宝贵的自净作用和自我防御功能。

女性应怎样做好自我保护以防病菌感染

女性生殖系统炎症是一种常见病、多发病，造成感染的原因多半与破坏了女性生殖系统的自身防御机制有关。只要在日常生活、工作中注意防范，保护好这些防御工事的每一个环节，可以大大降低疾病的发生。作为预防感染性疾病的首要任务是：了解及掌握这方面的知识，对自身有充分的了解，对引起疾病的原因和怎么使疾病缠身的途径有所了解，从而远离对自己不利的因素。只有这样，才能很好地保护自己。这也是编写本书的一个目的。

预防措施上大致包括以下几个方面：

① 性激素水平的变化容易影响机体的抵抗力：在月经期前后、妊娠期，必须注意防止可增加感染的因素。例如，不要在经期及分娩前 1 个月有性生活，月经期间避免手术，决定妊娠之前先做好全身体格检查，以便及时发现一些特殊性质的感染，如淋菌、衣原体、弓形虫等；常规做梅毒的血清学检查及爱滋病病毒检查，以免遗祸于无辜的下一代。

② 避免不健康的性行为：不健康的性生活是破坏阴道自净作用、引起生殖道感染的重要因素，如过早开始性生活（年龄小于 16 岁）；性生活过于频繁；多个当前性伴侣（30 天内超过 1 名）及经期性生活，皆为危险因素。女性应该自

爱、自重、洁身自好，拒绝上述不健康的性行为。

③ 注意抗生素应用的指征，不盲目应用抗生素：有些病人稍有感冒或稍有咳嗽就急急忙忙应用抗生素。孰不知，抗生素会造成阴道内寄生微生物的菌群紊乱，导致炎症发生。必须严格注意用药指征，并及时停药。

④ 预防性应用抗生素：在流产、剖宫产、妇科手术前需应用抗生素来预防感染，防止细菌从创口侵袭内生殖器官。

总之，对女性的生殖道感染不要过分惊恐，不要一有下腹疼痛就认为得了盆腔炎。事实上，没有那么多的盆腔炎，同时也要好好爱护自身的防御工事，不要轻易去破坏。

女性的外阴为何容易发炎

女性外阴是指生殖器官在人体的外露部分，它包括从耻骨联合起，到会阴及两侧大腿根部之间的一片组织，主要由耻骨联合前面的阴阜，两侧大、小阴唇及位于两侧小阴唇顶端的阴蒂所组成。此外，在两侧小阴唇间有一片菱形区域，有些器官或腺体开口于此，称为前庭。这些开口有来自泌尿系统的尿道口、在尿道两侧的尿道旁腺开口、来自生殖系统的阴道口及在阴道口两侧的前庭大腺开口（见第4页图）。

女性外阴是阴道、肛门、尿道3大出口的汇集地，经常有白带、月经和尿液的浸渍，甚至有粪便污染，这种特殊的结构注定了女性外阴极易遭受污染。同时，一旦该处遭到感染，病菌很容易通过这些开口上升扩散。

常见的致病因素有：

① 宫颈炎、阴道炎时分泌物增多，受月经血、产后恶露的刺激。

② 尿瘘病人的尿液、糖尿病病人带糖的尿液。

③ 平时不注意外阴的清洁卫生，穿不透气的化纤内裤、紧身裤等，都会引起外阴炎。

治疗女性生殖道炎症应注意些什么

生殖道的感染范围较广，致病微生物又是五花八门，几乎涵盖了所有的致病微生物。在进行治疗中，必须注意以下几个方面：

① 感染发生在什么部位，尽可能找到其致病微生物。

② 确认部位，更应确认病原体。挑选对该病原体敏感有特效的药物，也尽可能地在局部使用。例如，滴虫性阴道炎首选对滴虫敏感的甲硝唑（又名灭滴灵）栓放于阴道内；为真菌性阴道炎时，选择可杀灭表面真菌的制霉菌素、克霉唑及康唑类抗真菌药；在宫颈炎治疗中，可选用各种物理方法作局部治疗等。

但炎症扩散到内生殖器官时，必须采用足量全身抗感染药物。

③ 治疗必须足量、规范，以求达到治愈的目的。治疗结束后还必须进行随访，以免再感染及疾病复发。

④ 对某些特殊感染，如滴虫、淋菌、梅毒等必须同时对性伴侣进行治疗。

⑤ 在治疗期间应暂停性生活。

⑥ 在手术前、分娩前及流产前的预防性抗生素应用。下生殖道内有众多病原体寄居，属于污染区，尤其当接触过淋菌、衣原体、滴虫等感染源时，会有高度的上升性感染的可能性，可造成内生殖器的严重感染。因此，在行剖宫产分娩前、妇科手术前（如全子宫切除、癌症的扩大手术），用抗生素预防感染已获得共识。目前主张对阴道清洁度较差或曾有特殊细菌感染的病人，做流产或取环前也采用抗生素预防感染，对这些病人暂不考虑给予放环，以免引起宫腔内感染。

⑦ 妊娠期一旦受到致病微生物感染，常会导致不良的分娩后果，如胎膜早破、死胎、死产、早产等，且抗生素应用又因有危及胎儿的风险而受到很大的限制。因此，应加强孕前检查，以便及时发现淋菌、衣原体、梅毒、爱滋病等性传播疾病，及时给予足量彻底的治疗，再考虑是否能怀孕及在何时怀孕，以确保下一代的身心健康。

女性应怎样预防盆腔炎

盆腔炎的发病对个人、对家庭带来很大的痛苦，且盆腔炎发病率上升也影响女性整体健康水平。如何预防和减少盆腔炎发病率是个人、医生，也是公共卫生部门的共同研究目标，但由于盆腔炎可由多种致病菌引起，诊断具有一定困难，又缺乏合适的监测系统，控制盆腔炎的措施受到一定限制。为了预防盆腔炎，应该从提高公众对生活、卫生习惯、健康的个人性行为等方面进行宣传，提高抵御疾病的意识。此外，部分盆腔炎发生于产后、剖宫产后、流产后以及妇科手术操作后，因此需做好宣传教育，注意孕期的体质，分娩时减少局部损伤，对损伤部的操作要轻柔，注意局部消毒。月经期生殖器官的抵抗力较弱，容易感染及出血，在月经期间应避免做手术及性生活。手术前应详细检查病人的体质，有无贫血及其他脏器的感染灶等，且需注意有无性乱史。

① 急性盆腔炎的预防：a. 做好经期、孕期及产褥期的卫生宣传，做好个人卫生。b. 严格掌握产科、妇科手术指征，做好术前准备；术时做好无菌操作，包括人工流产、放置宫内节育器、诊断性刮宫等手术；术后做好护理，预防感染。c. 彻底治愈急性盆腔炎，防止转为慢性。d. 养成良好的个人卫生及健康性生活习惯。

② 对于慢性盆腔炎的预防：a. 注意个人卫生，避免感染。b. 解除病人思想顾虑，加强信心，锻炼身体，增强体质，劳逸结合。c. 及时彻底治疗急性盆腔炎。

综上所述，应在月经期避免性交及手术操作，限制性对象，鼓励使用避孕套，在手术操作前后给予抗生素预防感染，可减少盆腔炎的发生。

女性生殖器官炎症可以预防吗

女性生殖器官炎症是由微生物从阴道及子宫颈管内膜上行传播到子宫内膜、输卵管及邻近器官而引起的感染性疾病。随着性传播疾病的流行及宫内节育器的普及运用，盆腔炎的发病率明显上升。它的发生与下列因素有关：

a. 性传播疾病的流行。b. 人口学因素（未产、单身、离异及丧偶妇女发病率高于已婚经产妇女）。c. 经济因素。d. 人群的卫生保健特点。e. 对性的观念。f. 阴道冲洗。g. 吸烟和用药习惯。h. 避孕措施（宫内节育器）。如何把上述 8 方面的相关因素中可降低生殖道炎症的措施加以归纳总结，是预防女性生殖器官炎症的良策，大致可以从以下几方面努力：

① 控制性传播疾病的流行。

② 作好经期、孕期及产褥期的卫生。

③ 注意性生活卫生，避免短期内多个性伴侣，或过频性生活，月经期禁止性交。

④ 选择以避孕套为主要工具的避孕措施，减少意外怀孕与人工流产的次数。

⑤ 产科、妇科手术前做好术前准备；术时注意无菌操作，包括人工流产、放置宫内节育器、诊断性刮宫术等常用手术；术后做好护理，预防感染。

⑥ 锻炼身体，增强体质，及时彻底治疗急性盆腔炎。

人乳头瘤病毒

女性为何要重视人乳头瘤病毒的感染

人乳头瘤病毒(简称 HPV)是专门侵袭女性生殖道的病毒,它主要通过性行为传播。在性行为活跃的年轻女性中,人乳头瘤病毒感染较常见,其高峰的年龄在 18~30 岁。据研究报道,宫颈人乳头瘤病毒感染可通过人体的自身免疫把它清除,自然清除时间大约在 7~12 个月之间。如果未被消除而在宫颈局部存活下来,即呈现人乳头瘤病毒感染的持续状态。大多数学者把从最初感染人乳头瘤病毒后相隔 4 个月再复查若仍然阳性,称为持续状态。

根据人乳头瘤病毒致病力大小及在宫颈癌组织中人乳头瘤病毒感染分布的情况,可分为高危型及低危型两大类。低危型主要引起扁平湿疣等一些良性的病变,高危型才会导致中、重度上皮内瘤样病变及宫颈癌的发生。

单纯的宫颈糜烂或宫颈炎是十分常见的妇科病,危害并不大。但合并有人乳头瘤病毒感染时就必须引起重视,因病毒可以侵入到宫颈的上皮内引起损害。这些病人应该做阴道镜检查及宫颈的活组织检查,以确定诊断。

人乳头瘤病毒感染与宫颈癌有哪些关系

生殖道人乳头瘤病毒（HPV）感染主要通过性传播，也可以通过其他途径传播。据有关文献报道，开始性生活后2年内，50%女性可发现生殖道人乳头瘤病毒感染。其临床症状不明显，常为生殖道尖锐湿疣或临床见不到明显病变的亚临床人乳头瘤病毒感染，需借助阴道镜与醋酸试验协助检出。

人乳头瘤病毒感染的高危因素有：a. 高危性行为，如初次性行为过早、性伴侣过多、不洁性交等；b. 免疫抑制及年龄。人乳头瘤病毒感染在性行为活跃的年轻女性中常见，感染高峰年龄为18~30岁。生殖道人乳头瘤病毒感染是宫颈癌前病变和浸润性宫颈癌发生的必要条件：a. 几乎在所有的宫颈上皮内瘤样病变、宫颈鳞癌、宫颈腺癌中都可查到人乳头瘤病毒脱氧核糖核酸，尤其是某些基因型如16、18、31、45。b. 高危型人乳头瘤病毒相对低危型人乳头瘤病毒与癌前病变的程度相关性较高。c. 持续暴露于高危型人乳头瘤病毒下，可导致宫颈原位癌的发生。若暴露停止，患癌风险消失。d. 人乳头瘤病毒感染的发生先于宫颈癌。

在大多数情况下，感染人乳头瘤病毒后人体可以通过自身的免疫功能把病毒清除。如清除不了，形成持续感染状态，才会使宫颈组织发生质的变化，由正常宫颈→癌前病变状态→浸润癌。治疗的目标就是打断这一恶性链，使宫颈恢复正常。

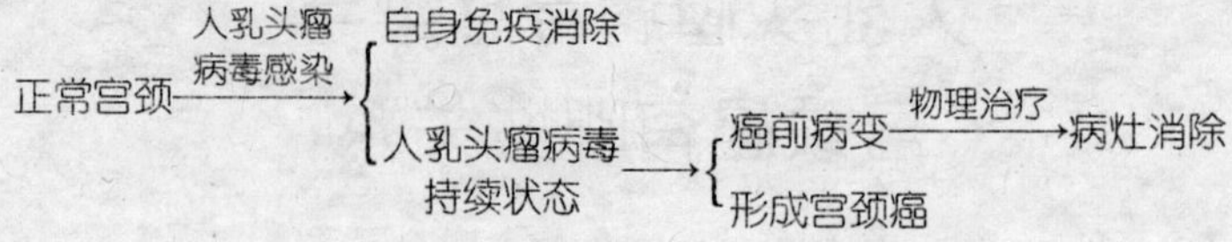

医生对女性生殖道炎症病人会进行哪些诊断治疗

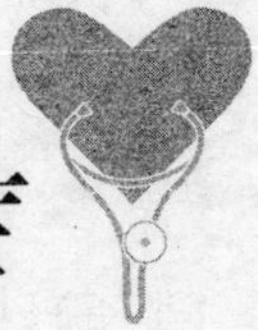

姓名 Name ________ 性别 Sex ____ 年龄 Age ________

住址 Address ________

电话 Tel ________

住院号 Hospitalization Number ________

X 线号 X-ray Number ________

CT 或 MRI 号 CT or MRI Number ________

药物过敏史 History of Drug Allergy ________

外阴及阴道的炎症

患了外阴炎怎么办

① 保持外阴清洁干燥，避免搔抓：穿着宽大、透气的棉制内裤，尽量不用护垫或穿着化纤内裤。

② 局部治疗：可用温热的沸水清洗，每日 2 次，每次 3～5 分钟。若局部红肿严重，可用 3%硼酸液作湿敷，每次 20 分钟。外阴擦干后根据不同的病因，分别选用合适的局部外用药膏，如涂抗生素软膏、可的松油膏或者制霉菌素软膏、抗病毒软膏，每日 2～3 次。

③ 急性期禁止性生活，并卧床休息。

④ 针对病因治疗：如控制糖尿病，对尿瘘、粪瘘进行修补，及时治疗由阴道炎、宫颈炎引起的原发病。

⑤ 理疗：在急性炎症期可用紫外线疗法，有助于控制炎症的扩散，也可用微波及超短波治疗。对慢性炎症可用红外线、微波或超短波治疗，以改善局部症状，软化皮肤上皲裂粗糙的病灶。

怎样治疗前庭大腺炎与前庭大腺囊肿

① 卧床休息，保持外阴清洁，不穿化纤内裤，避免性生

活，局部用3%硼酸湿敷。在脓肿尚未成熟时可给予理疗，在病变早期或不太严重时，理疗常可使炎块消退；范围大的可促使局限成熟，以利于切开引流。

② 用抗生素治疗：青霉素 80 万单位，肌内注射，每日 2 次；头孢拉定（先锋霉素Ⅵ）、头孢氨苄（先锋霉素Ⅳ），每次 500 毫克，每日 3 次；氟喹诺酮类药物，如环丙沙星或诺氟沙星（氟哌酸）200 毫克，每日 3 次。

③ 用清热解毒的中药，如蒲公英、紫花地丁、金银花等煎汁，局部热敷或坐浴。

当炎症消退或因炎症使前庭大腺导管阻塞形成前庭大腺囊肿时，处理方法有：

① 较小的囊肿往往长期存在，多年不变，病人常没有感觉，也不影响生活、工作及学习，不必进行手术，可以继续观察，定期检查。

② 囊肿较大或有明显的症状，或疼痛或肿块胀大反复发作时，可以选择手术。目前主张进行囊肿造口术，既把囊内液体引流排空，又不影响前庭大腺在性生活中的作用，手术效果较好。除用手术做造口外，也有主张采用更简便、更高效的二氧化碳激光造口术。前庭大腺囊肿剥除术，由于摘除了腺体，使前庭大腺的功能丧失，目前已被造口术所代替。

怎样预防与治疗幼女外阴炎

幼女的生殖器官尚未发育成熟，抵抗力差，预防发生外阴炎是一件更为重要的措施。

① 父母及保育人员应注意保持婴幼儿外阴清洁、干

燥,减少摩擦。

② 矫正孩子的不良生活习惯,婴幼儿早穿封裆裤。这样即使坐在地上,外阴也不易被感染,手也摸不到。

③ 教会幼儿每次大便后,由前向后擦肛门,以避免粪便污染外阴。

④ 内裤以棉织品、较宽松的为宜,并每天更换。

⑤ 家属中或幼儿园中有罹患生殖系统感染者,应注意将洗涤用具与孩子分开。

一旦发现孩子内裤上分泌物增多,或常用小手抓摸外阴就要引起注意,并及时到医院进行检查。

① 应首先排除特殊感染,先将分泌物送检有无滴虫、真菌。必要时可作培养,明确致病菌,给予恰当的抗生素。

② 洗澡后用纱布擦干外阴部,外阴涂紫草油、黄连素软膏等。

③ 比较顽固的病例,可在紫草油中或上述软膏中加乙底酚局部涂抹。如果已经发生小阴唇粘连,可以请有经验的医生施行分离术。如粘连发生时间较短、较松,一般都能分开,后局部涂紫草油或消毒凡士林软膏,以防再次粘连。也可用 0.1%雌激素软膏,如结合雌激素(倍美力)软膏,疗效较好,每日清洗后涂药,于 1 周后请医生复查。

④ 保持外阴清洁、干燥。

患了外阴湿疹怎么办

该病属过敏性炎症的皮肤病,应根据不同病因及临床表现,采取综合防治措施。尽可能追寻病因,隔绝致敏源,进行全身治疗和局部用药相结合。常因月经及分泌物刺激可使湿疹反复发作，缠绵难愈。

① 应注意清洁，保持干燥，改变不良的卫生习惯，不穿化纤内裤，改穿宽松通气的棉制短裤。

② 可用3%硼酸湿敷20分钟，早晚各1次，擦干后扑以粉剂，以保持干燥。

③ 理疗：如用电灯照射，每日2~3次，每次10~15分钟即可。也可用中等强度的电吹风，在相距20~30厘米处吹动，每次15~20分钟。此法可以使局部血液循环增强，有利于改善局部营养，促使皮损消退，很受病人欢迎。如果已合并感染，控制感染后再做电吹风治疗。

④ 为避免感染，可用抗生素，如青霉素、氟喹诺酮类等药物。

⑤ 去除病因：如白带增多时可治疗阴道炎、宫颈炎；发生漏尿等，可针对病因进行治疗。

怎样治疗细菌性阴道炎

美国疾病控制和预防中心治疗细菌性阴道炎的方案有：

① 首选方案：甲硝唑500毫克，口服，每日2次，共服7天；或0.75%甲硝唑膏（5克），阴道上涂抹，每日2次，共涂抹5天；或2%克林霉素膏，阴道上涂抹，每晚1次，共涂抹7天。机制是其羟化代谢有抑菌作用，并可清除厌氧环境，使之有利于乳酸杆菌生长，有助于阴道正常菌群的重新形成。

② 替换方案：甲硝唑2克，单次顿服，共1次；或克林霉素300毫克（孕妇应用时需慎重），口服，每日2次，共服

7天。

③ 孕期首选方案、孕期替换方案：氯林可霉素300毫克，口服，每日2次，共服7天；或1%或2%氯林可霉素油膏涂擦阴道，每日2次，共用5天。据报道有效率可达94%。

④ 注意事项：a. 对无症状的细菌性阴道病病人无须常规治疗，但对准备进行子宫全切术、附件切除术、宫腔操作如诊刮、人工流产、宫腔镜检查、放环取环、子宫输卵管造影等手术的所有细菌性阴道病病人需积极治疗，以免术后感染。b. 对病人的性伴侣无须常规治疗，但对反复发作或难治性细菌性阴道病病人的性伴侣应予治疗。c. 对有早产史的细菌性阴道病病人及所有有症状的细菌性阴道病病人应予治疗。研究证明，通过治疗孕妇细菌性阴道病，可预防部分早产；口服甲硝唑或林可霉素可以降低有早产史细菌性阴道病病人的早产发生率。但林可霉素局部治疗不能预防与细菌性阴道病有关的早产。d. 对非孕期妇女也可选用替硝唑治疗细菌性阴道病。

此外，细菌性阴道病的治愈率高，但也有相当部分的妇女复发，其原因可能有：a. 性交传染。b. 治疗不彻底，感染仅控制，未杀死致病菌。c. 未能恢复以乳酸杆菌为主要菌群的阴道环境。d. 危险因素持续存在。对反复发作或难治的细菌性阴道病病人，其性伴侣也应接受治疗。建议复发病人重复使用甲硝唑或林可霉素，同时排除其他感染，如滴虫。

治疗期间及治疗结束后4周应避免性生活或使用避孕套，局部治疗期间还应避免长时间坐浴。治疗后需随访，治愈标准为诊断标准中所有指标恢复正常。

患了真菌性阴道炎（霉菌性阴道炎）怎么办

确诊及发现真菌性阴道炎后，首先必须进一步询问与患病有关的疾病史，如是否妊娠，有无药物应用，是否有相关疾病史，甚至有关性生活的情况，以便进行消除病因的治疗。治疗真菌的方法主要有：

① 局部治疗：可选用2%~3%苏打液或由清热解毒的中药煎制而成的药液清洗外阴或坐浴，再用清水洗净后放置药栓。

② 常用的阴道内置药：a. 咪唑类药物。最常用的是咪康唑栓（商品名达克宁），400 毫克，每日 1 次，共 3 天。孕妇在 3 个月内禁用。克霉唑（商品名凯妮汀），500 毫克，每日 1 次即可，该药尤适合于孕妇使用，对胎儿无损害。b. 多烯类。常用的有制霉菌素片，10 万单位，每日 1 次，共 2 周，孕妇也可应用。美帕曲星（克霉灵）片 5 万单位或 10 万单位，12 小时 1 次，共 3 天。c. 复合类。如把中药与咪唑类药物制成复合剂，对于念珠菌与其他病原体的混合感染疗效较好。

③ 口服药：对未婚女性或幼女的真菌性阴道炎局部置药不太方便，可选择三唑类的口服制剂，如伊曲康唑（商品名斯皮仁诺）200 毫克，12 小时 1 次，共 2 天（年龄 <12 岁的女孩需减量）。氟康唑（商品名大扶康），150 毫克，每日 1 次顿服即可。

综上所述，抗念珠菌药物众多，对念珠菌外阴阴道炎的治疗，可总结为以下几点：

① 白念珠菌外阴阴道炎可选用的药物，目前临床上以咪康唑、克霉唑、制霉菌素、伊曲康唑等为主。

② 孕妇念珠菌感染可在医生指导下，首选克霉唑、制霉菌素，也可在医生指导下应用咪康唑。

③ 哺乳期妇女不宜用氟康唑(大扶康)。

④ 当病人除感染真菌外，还有其他病原体混合感染时，可加用针对其他病原体的药物。合并淋菌与滴虫时，治疗重点应以治疗淋菌及滴虫为主。

怎样预防真菌性阴道炎

念珠菌外阴阴道炎的发生与多种因素有关，包括性传播、口腔、直肠的交叉感染，全身免疫功能及阴道局部环境改变等。糖尿病、口服避孕药的使用、妊娠、抗生素应用、皮质激素应用等是发生的高危因素。治疗不彻底是造成复发性和难治性或慢性念珠菌外阴阴道炎的原因之一。预防念珠菌的感染，应针对上述因素采取相应的措施。

① 对初次发生念珠菌感染者应彻底治疗：白念珠菌可在黏膜表面生长，也可侵入深层。如感染时用药剂量不足、时间过短，不易完全杀灭菌丝和芽孢，且易产生耐药性，从而造成复发性念珠菌外阴阴道炎。对复发性外阴阴道念珠菌病病人，应用抗念珠菌制剂进行巩固治疗，避免口服避孕药和使用宫内避孕器。

② 检查有无全身性疾病，及时发现并治疗：例如对糖尿病病人必须加强血糖的监测，使血糖控制在6.11～7.7毫摩/升之间。

③ 改善阴道局部环境：致病性念珠菌生长的最适宜温度是37℃，局部环境温度增高更有利于念珠菌生长。月经期除了全身免疫功能低下外，阴道局部酸碱度的变化、潮湿、温度增高更易继发念珠菌感染。

④ 提高机体免疫力：某些疾病可使机体免疫力低下，如长期用免疫抑制剂等。可用γ-干扰素以预防念珠菌性炎症。月经期机体的免疫功能也会发生变化，易发生念珠菌感染，应多注意休息。

⑤ 严格掌握抗生素的应用：抗生素的应用会影响阴道内和肠道内的菌群失调，尤其是目前滥用抗生素的现象相当普遍，应严格掌握抗生素应用的适应证，正确选择药物并适时停药，必要时可口服抗真菌药，以预防继发念珠菌性外阴阴道炎。

⑥ 提倡患病妇女与性伴侣同时治疗：念珠菌外阴阴道炎是性传播性疾病。念珠菌外阴阴道炎病人的性伴侣的口腔、精液及阴茎冠状沟内均有一定比例的念珠菌阳性率。临床上，对性伴侣也进行治疗者，其复发率明显低于性伴侣不治疗组，治疗组复发率也低（治疗组复发率为15.8%，未治疗组复发率为44.8%）。

总之，念珠菌外阴阴道炎的发生是多因素的，预防也应个性化。针对各自相应环节采取相应措施，以减少复发或预防感染。

患了老年性阴道炎怎么办

老年性阴道炎的治疗原则是提高机体及阴道抵抗力和

抑制细菌生长。

1. 抑制细菌生长

① 1%乳酸或0.5%醋酸外阴湿敷，每日1次，以增加酸度。

② 局部用药。阴道局部用药，甲硝唑(0.2克)栓剂或诺氟沙星(氟哌酸)(0.2克)栓剂，每日1次，放入阴道深部，7~10天为1个疗程。

2. 增强阴道黏膜抵抗力，补充身体缺乏的雌激素来改善生理环境

① 局部用药：使用结合雌激素(倍美力)软膏，涂外阴并置入阴道内，每晚1次，7~10次为1个疗程；或普罗雌烯(更宝芬)一枚，每晚1次，放入阴道深部，7天为1个疗程。有继发感染时可选用氯喹那多－普罗雌烯(可宝净)一枚，每日1次，放入阴道。后两种药物中所含雌激素不会使血液中的雌激素浓度上升。

② 全身用药：结合雌激素(倍美力)0.625毫克，每日1次，口服，维持1~2个月；或乙烯雌酚0.125~0.25毫克，每晚1次，口服，10次为1个疗程。在应用这类药物前需检查乳腺及子宫内膜，患有乳腺增生或癌、子宫内膜增生或癌症的病人禁用。

3. 注意营养

高蛋白食物，补充B族维生素、维生素A，有助于阴道炎症的消退。

4. 激素替代治疗

老年性阴道炎仅仅是病人围绝经期综合征症状的一部分时，应去专科医院进行正规的激素替代治疗。

宫颈的炎症

患了宫颈炎都必须治疗吗

并非所有的宫颈炎都必须治疗，如小的宫颈腺囊肿，因没有任何临床症状，常在妇科检查时才被医生发现，可以不予处理；部分糜烂面较小、较浅的宫颈炎也可以自行修复，可继续观察。但对于大多数中、重度宫颈糜烂、宫颈息肉、宫颈管黏膜炎及大而伴感染的宫颈腺囊肿仍需治疗。子宫颈糜烂外观和早期宫颈癌难以鉴别，糜烂表面的柱状上皮在炎症物质及阴道酸性环境的刺激下，上皮下的未分化储备细胞将会发生增生，如储备细胞增生活跃，并伴有某些致癌物质刺激，尤其是受人乳头瘤病毒感染时可向不典型鳞状细胞方向转化，并可继续发展为鳞状细胞癌。一旦发生宫颈糜烂，尤其是中、重度糜烂，应及早治疗，治疗后还需长期随访。

宫颈糜烂与宫颈上皮内瘤样病变或早期宫颈癌，从外观上往往难以鉴别，检查时需常规做宫颈刮片、宫颈管吸片，必要时做阴道镜及活组织检查，以明确诊断排除宫颈癌及癌前病变。当阴道脱落细胞分级反复在Ⅱ级或Ⅱ级以上，对宫颈炎做一般治疗后长期不愈，或反复有接触性出血等时，更应引起警惕。

治疗宫颈炎有哪些方法

慢性宫颈炎以局部治疗为主，根据病变特点采用不同的治疗方法。

① 宫颈糜烂：a. 物理治疗：物理治疗是最常用的有效治疗方法。其原理是通过物理方法如激光、微波、电灼、冷冻等，将宫颈糜烂面单层柱状上皮破坏，使其坏死脱落后，为新生的复层鳞状上皮覆盖。创面愈合需 3～4 周，病变较深者需 6～8 周。临床常用的方法不论是激光、冷冻、红外线凝结，或微波等，效果大同小异。物理治疗需注意几点：治疗前，应常规做宫颈刮片进行细胞学检查；有急性生殖器炎症时被列为禁忌；治疗时间应选在月经干净后 3～7 日内；物理疗法术后均有阴道分泌物增多，甚至有大量水样排液，在术后1～2周脱痂时可有少许出血，在创面尚未完全愈合期间（4～8 周）禁盆浴、性交和阴道冲洗；物理治疗有引起术后出血、宫颈管狭窄、不孕、感染的可能；治疗后需定期复查，观察创面愈合情况直到痊愈，同时注意有无宫颈管狭窄。b. 药物治疗：局部药物治疗适用于糜烂面积小和炎症浸润较浅的病例。过去局部涂硝酸银或铬酸等腐蚀剂的方法，现已废用。中药有许多验方、配方，对其效果尚在观察中。c. 手术治疗：对糜烂面较深、较广或累及宫颈管者，可考虑做宫颈锥形切除术。传统的宫颈锥切术出血多，恢复时间长，需收入院治疗。目前推荐采用宫颈环形电切术（LEEP），该法在国内已经广为应用。

② 宫颈息肉：可进行息肉摘除术，术后将切除的息肉

送病理组织学检查。

③ 宫颈管黏膜炎：该处炎症局部用药疗效差，需进行全身治疗。根据宫颈管分泌物培养及药敏试验结果，采用相应抗感染药物。对炎症严重，增生明显者也可选用宫颈环形电切术切除。

④ 宫颈腺囊肿：对小的宫颈腺囊肿，无任何临床症状者可不予处理；若囊肿大，或合并感染，可用微波治疗，或采用激光照射。

慢性宫颈炎需采用全身抗生素治疗吗

慢性子宫颈炎是最常见的妇科疾病，既可由急性子宫颈炎治疗不彻底转化为慢性所致；也可以是各种原因所致宫颈裂伤后，造成宫颈变形，受到外界细菌感染所致；也有病人不显示急性症状，直接发生慢性宫颈炎。卫生不良或雌激素缺乏，局部抗感染能力差，也易引起慢性宫颈炎。慢性宫颈炎的病原体主要是葡萄球菌、链球菌、大肠杆菌及厌氧菌。性传播疾病的病原体淋病奈瑟菌、沙眼衣原体。一些病毒，如单纯疱疹病毒也成为常见病原体。虽然细菌是慢性宫颈炎的初始原因之一，但在慢性宫颈炎治疗过程中，局部组织中已经不再有大量病原菌繁殖，慢性炎症却持续存在，这可能与宫颈组织黏膜的局部细胞缺乏保护性抗体以及细胞介导的免疫有关，故不主张对慢性宫颈炎的病人采用全身抗生素治疗，建议采用物理治疗、局部药物治疗或手术治疗。

近年来，有将慢性宫颈炎治疗扩大化的趋向。病人尽管毫无症状，宫颈炎症即便轻度、十分表浅，也动辄给予大量广谱抗生素静脉注入，给药时间往往长达 5～7 天。在这种盲目、滥用抗生素的情况下，既可以引起机体内部的菌群紊乱，导致肠道细菌，如球菌、杆菌比例失调而出现腹泻、发热，甚至真菌感染；又因大量广谱抗生素可加重肝、肾负担，甚至造成功能障碍；同时也可引起多种细菌出现抗药性。因此，建议病人到正规医院接受恰如其分地治疗为妥。

慢性宫颈炎治疗为何首选物理治疗

慢性子宫颈炎常常是急性炎症或因损伤等因素在宫颈遗留下的病理状态，局部组织中已不存在大量病原体繁殖。治疗的目的是去除异常的上皮，促进健康的正常鳞状上皮予以修复。

物理治疗是治疗慢性宫颈炎最常用的有效治疗方法，其原理是以各种物理方法将宫颈糜烂面上皮破坏，使之坏死、脱落后，被新生的鳞状上皮覆盖。愈合为期 3～4 周，病变较重者，需 6～8 周。随着病灶被正常上皮所替代，宫颈转为光滑。物理治疗优点是安全、高效、简便、无痛苦，较之宫颈锥切术出血少；比药物治疗见效快、彻底；治疗后随访宫颈狭窄及宫颈粘连较为少见。常用的物理治疗有：a. 电熨。该法较简单，适用于糜烂程度较深、糜烂面积较大的病例。b. 冷冻治疗。是利用制冷剂，快速产生超低温，使糜烂组织冻结、坏死、变性而脱落，创面经组织修复而达到治疗疾病的目的。这是一种安全、高效、简便、无痛苦的治疗方法。c. 激光治疗。用二氧化碳激光器治疗糜烂，使糜烂部组织炭化、结痂，痂皮脱落后，创面被新生的上皮覆盖，该法疗效高。d. 微波治疗。这是一种新型的物理疗法，当微波电极触压局部病变组织时，即在瞬间产生很小范围的高热而达到凝固的目的，其治疗深度与电熨相同。微波可对直径 2～3 毫米的血管起到良好的封闭止血作用，术中遇有粗大扩张的血管破裂后出血，可利用微波凝固而止血。糜烂面经微波治疗后，在 2～3 周开始有上皮修复，修复后宫颈光滑、质软，不良反应小，但孕妇不宜用微波治疗。e. 波姆灯治疗。波姆灯是一种新的治疗宫颈糜烂的仪器，照射糜烂面呈均匀的灰白色为止，疗效优于激光，无阴道出血，也未见宫颈狭窄与颈管粘连。f. 红外线凝结法。用红外线照射糜烂面，使之发生Ⅲ度烫伤，局部组织凝固、坏死、脱落，形成非炎性表浅溃疡，肉芽组织增生后被新生鳞状上皮覆盖而治愈。该法不良反应少，术后阴道流液较少，痂膜薄而脱落快。宫颈炎治疗后有阴道分泌物增多，甚至有大量水样排液，在治疗后 1～2 周结痂时可有少许出血。在创面未完全愈合时，禁止盆浴、性交和阴道冲洗。

哪些宫颈炎需做宫颈锥形切除

宫颈锥切术在宫颈病变的诊断及治疗中占据重要地位，包括传统的冷刀（CKC）和近年来流行的、常用的宫颈环形电切术（LEEP）。所谓宫颈锥切是指通过阴道把宫颈的阴道部相关组织及部分宫颈管呈锥形切下的手术方法。病人取膀胱截石位，常规消毒，暴露宫颈后用碘液标志移行区范围，距碘不着色区外缘0.3～0.5厘米处进电极，深入宫颈管1～2厘米，从左至右锥形切除宫颈病变组织，继之用球形电极止血，切下的组织送病理检查。该术优点是：a. 能够得到完整组织标本，保证病理诊断的准确性。b. 避免开腹手术，减轻病人痛苦。c. 经济、简便、安全，不需住院治疗。d. 在治疗宫颈病变的同时，为治疗尖锐湿疣开辟了新途径。术后注意事项：术后1个月内，每日清洗外阴，禁止性交，每周随诊1次，记录创面修复情况、阴道出血及分泌物情况，同时给予利于局部创面愈合的药物。锥切术后近期并发症主要是出血，远期并发症有宫颈管狭窄、宫颈内口松弛以致发生晚期流产或早产。

宫颈锥切术适用于重度宫颈糜烂，糜烂面较深及乳头状糜烂，或用药物、物理方法及免疫治疗等久治不愈的宫颈炎病人，也适用于经阴道镜和细胞学下发现的下述症状：怀疑宫颈上皮内瘤样病变Ⅱ～Ⅲ级；怀疑宫颈早期浸润性鳞癌或原位癌；持续发现宫颈上皮内瘤样病变Ⅰ级或宫颈上皮内瘤样病变Ⅰ级无条件随访者。采用这种切除法既可达到切除病灶的作用，同时对病灶做较广泛的切除进行病理检验，使病理检查的结果更加正确。一旦发现为浸润癌，并不影响广泛性根治手术的施行。由于该法保留了子宫体，因而也保留了病人的生育能力。

宫颈炎病人为何需长期随访

宫颈炎主要包括宫颈糜烂、宫颈息肉、宫颈腺囊肿、宫颈肥大、宫颈管黏膜炎等。尤其是宫颈糜烂，据统计，已婚妇女有50%~70%患有此症，加上人乳头瘤病毒感染日益增多（目前国内外研究证实人乳头瘤病毒感染是促发子宫颈癌及癌前病变的主要因素），如不及时治疗或治疗不力，将进一步发展成为癌前期病变（指 CIN）或宫颈癌，对妇女健康威胁极大。

当代妇女（尤其是年轻妇女）因诸多因素致宫颈病变发病率增高，如未婚同居，多性伴侣，过早性生活，人工流产，药物流产，各种炎症（包括病毒感染），加之人乳头瘤病毒及疱疹病毒Ⅱ型（HSV －2）易致尖锐湿疣、外阴癌及宫颈病变发生。也就是说，在正式结婚或分娩之前，这类年轻妇女的宫颈已经“千疮百孔”。这部分人群应经常请医生检查，并在医生指导下接受相关的恰当的治疗。

宫颈糜烂不仅外观和早期宫颈癌难以鉴别，如拖延不治也确有可能转变为癌。糜烂表面的柱状上皮，既受阴道酸性的影响，又在炎症的刺激下，柱状上皮下的未分化储备细胞开始增生，如储备细胞增生活跃并伴有某些致癌物质刺激，可向不典型鳞状细胞方向转化，可继续发展为鳞状细胞癌。因此，一旦发生宫颈糜烂，尤其是中、重度糜烂，应及早治疗。

此外，对宫颈炎进行治疗后还需定期随访。生活方式、生活环境若不作改善或改变，已经治愈的宫颈炎还可再度遭受损伤，再次复发。有的炎症可能治疗并未到位，以后还会继续发展，应按医生叮嘱，如期复查。

患了宫颈上皮内瘤样病变(CIN)怎么办

通过近几十年的研究和随访,发现宫颈上皮内瘤样病变的病人的疾病变化有以下特点:a. 宫颈上皮内瘤样病变级别高,同时伴有高危的人乳头瘤病毒(HPV)持续感染,其癌变可能大。b. 从宫颈上皮内瘤样病变Ⅰ演化到宫颈癌的过程较长,大约在 10 年左右。c. 绝大多数病人宫颈上皮内瘤样病变的病灶较局限,采用保守的手术一次性治愈机会可达 90%左右。d. 有的病人尤其低级别宫颈上皮内瘤样病变,有向好的方向逆转的可能。鉴于上述特点,再加上病人大多比较年轻,有的尚未成婚,有的还没有生育,因此如何治疗必须综合多方因素来考虑。国际宫颈上皮内瘤样病变治疗指南中,把年轻、未婚、未育的女性列为特殊人群,对她们的治疗尤为慎重,不宜过度。一般而言,a. 宫颈上皮内瘤样病变Ⅰ级、人乳头瘤病毒(-),可定期复查 3 个月左右检查 TCT。b. 宫颈上皮内瘤样病变Ⅰ级、人乳头瘤病毒(+),已生育,可给激光、微波、冷冻等物理治疗。c. 宫颈上皮内瘤样病变Ⅱ~Ⅲ级的普通女性,若人乳头瘤病毒(+)应给作 LEEP 术,之后根据手术切下组织的病理再决定是否需进一步治疗。

哪些宫颈病变需进行 LEEP 手术

LEEP 术是宫颈环状电切术的简称,是新型的电切疗法。此法的优点是把宫颈的病灶区包括宫颈管作一定深度的圆锥形切除。操作快速简便、并发症小，可以在门诊治疗，且在高频电源作用下损伤小，不影响切除边缘的病理检验。近10年来已被广泛应用。但是即使手术简便、高效，也需根据病情决定是否需手术。目前在国内存在过度治疗的趋向，例如对年轻女性尚未婚育，所患疾病只是低级别宫颈上皮内瘤样病变，也采用宫颈环状电切术治疗，就过分了。笔者认为下述指征较为合适：

① 宫颈上皮内瘤样病变Ⅰ级，持续存在一年以上，又没有继续随访条件者（前述特殊人群除外）。

② 宫颈上皮内瘤样病变Ⅰ级伴有高载量的高危人乳头瘤病毒感染。

③ 宫颈上皮内瘤样病变Ⅱ~Ⅲ级。

盆腔的炎症

患了急性子宫内膜炎应如何治疗

需采用全身治疗及局部治疗。

① 全身治疗:全身治疗较重要。a. 卧床休息。体位以头高脚低位或半卧位为宜,以利于恶露或宫腔分泌物的引流,并使炎症局限在盆腔内。诊断确定后病人应予床旁隔离,避免交叉感染。b. 饮食。加强营养,给予易消化、高蛋白、高热量流质或半流质为宜,不能进食者给予静脉输液,支持治疗,纠正贫血及电解质紊乱,增强免疫力。c. 在避免感冒情况下,开窗通风,高热病人可采用物理降温。d. 密切注意病情变化,如体温是否能控制,腹痛是否加剧等,慎防败血症、中毒性休克、盆腔血栓性静脉炎等并发症。

② 控制感染:a. 抗生素治疗。根据宫腔培养及药物敏感报告选用抗生素治疗。在敏感试验未出结果前,尤其是重症者不必等培养结果。由较多因淋菌及衣原体感染所致,可先给予青霉素类药物,感染严重时,可给广谱第三代头孢霉素,然后根据细菌培养敏感试验结果,再更换敏感药物。必要时,可短期加用肾上腺糖皮质激素,提高机体应激能力。b. 适当地应用子宫收缩剂,如益母草等。

③ 手术治疗：一般急性子宫内膜炎不应做手术治疗，以免炎症扩散。但如果宫腔内有残留物或宫颈引流不畅，或宫腔内积留分泌物，或老年妇女宫腔积脓时，需在给大量抗生素48～72小时、病情稳定后，清除宫腔残留物或取出宫内节育环，尽量不做刮宫。需给扩张宫颈，使宫腔分泌物引流通畅。

④ 严重病例可引起中毒性休克、肾功能衰竭，应积极抢救，治疗应争分夺秒。

患了急性附件炎应怎样治疗

虽然，根据药敏试验选用抗生素较为合理，但通常需在获得实验室结果前应即给予抗生素治疗。急性盆腔炎的病原体多为需氧菌、厌氧菌及衣原体的混合感染，抗生素大多采用联合用药。

① 药物治疗：给药途径以静脉滴注收效快，常用的配伍方案有：a. 青霉素或红霉素与氨基糖苷类药物及甲硝唑联合方案。b. 克林霉素与氨基糖苷类药物联合方案。c. 第二代头孢菌素或相当于第二代头孢菌素的药物。d. 第三代头孢菌素或相当于第三代头孢菌素的药物。第二代头孢菌素及第三代头孢菌素大多用于革兰阴性杆菌及淋病奈瑟菌感染的治疗。若考虑有衣原体或支原体感染，应加服多西环素100毫克，每12小时1次，连续用药10～14日。对不能耐受多西环素者，可用阿奇霉素替代，每次500毫克，每日1次，连用3日。e. 氟喹诺酮类药物与甲硝唑联合方案。f. 青霉素类与四环素类药物联合方案。对放置宫内节育器

者，抗生素治疗后应将其取出。

② 支持疗法：半卧位高热量、高蛋白、高维生素流食或半流食，纠正电解质紊乱及酸碱失衡，高热时采用物理降温；腹胀应进行胃肠减压。

③ 药物治疗无效的病人应进行手术治疗。

急性附件炎在什么情况下需手术治疗

急性附件炎如在保守治疗过程中遇到以下情况，应采取手术治疗。

① 药物治疗无效、盆腔脓肿形成、经药物治疗 48 ~ 72 小时，体温持续不降，病人中毒症状加重、或包块增大者，应及时进行手术，以免发生脓肿破裂。

② 输卵管积脓或输卵管卵巢脓肿：经药物治疗病情有好转，继续控制炎症数日，肿块仍未消失但已局限化，应进行手术切除，以免日后再次急性发作仍需手术。

③ 脓肿破裂：突然腹痛加剧，寒战、高热、恶心、呕吐、腹胀，检查腹部拒按或有中毒性休克表现，均应怀疑为脓肿破裂，需立即剖腹探查。

可根据情况选择经腹手术或腹腔镜手术。手术范围应根据病变范围、病人年龄、病人一般状态等条件全面考虑，原则以切除病灶为主。年轻妇女应尽量保留卵巢功能，年龄大、双侧附件受累或附件脓肿屡次发作者，需进行全子宫及双附件切除术。若是盆腔脓肿或盆腔结缔组织脓肿（腹膜外脓肿），可根据脓肿位置，经阴道或下腹部切开排脓引流。

患了产褥感染该怎么办

如产妇在出院后一天内连续两次发生体温升高≥38℃时，应及时就诊。

① 一般治疗：取半卧位，有利于恶露的排出和炎症局限于盆腔内。给予易消化、富于营养和维生素的饮食，注意补充水分，饮水不足时可经静脉补充，注意纠正水、电解质紊乱。高热时应采取物理降温。

② 药物治疗：根据病变轻重分别给予适当的抗生素治疗，对会阴及阴道感染及轻度子宫内膜炎可给口服抗生素；对中、重度感染，尤其是剖宫产后感染，应选择静脉给药，并收入院观察及治疗。

最好是根据细菌培养结果和药敏试验选择适当抗生素，然而治疗往往需在得到细菌培养结果之前即开始，因此必须根据经验选用抗菌药物。产褥感染一般以青霉素和氨基糖苷类抗生素联合治疗作为首选。青霉素对革兰阳性细菌和除脆弱类杆菌以外的厌氧菌有效。氨基糖苷类抗生素对大多数革兰阴性杆菌有效。对青霉素过敏者可改用林可霉素或红霉素。甲硝唑对各种厌氧菌均有明显抗菌能力，已广泛用于各种厌氧菌感染。

治疗效果不明显者，可选用林可霉素、氯霉素或甲硝唑与氨基糖苷类抗生素联合应用。待感染控制，停止肠道外抗生素应用后，继续口服抗生素，以巩固疗效。

③ 入院治疗：药物治疗无效、高热持续不退者，必须住院，进一步检查了解是否已造成宫旁及盆腔脓肿。

患了盆腔炎该怎么办

盆腔炎有急性和慢性之分。急性盆腔炎的治疗方法有：

1. 一般支持及对症治疗

① 卧床休息：采用半卧位，有利于脓液积聚于子宫直肠陷凹而使炎症局限。

② 给予充分营养及水分，纠正水、电解质紊乱。

③ 高热者采用物理降温。

④ 尽量避免不必要的妇科检查，以免引起炎症扩散。

⑤ 重症病例应严密观察，定时测定血压、体温、脉搏、呼吸，以便及时发现感染性休克。

⑥ 如有腹胀可给胃肠减压。

2. 抗生素治疗

根据药物敏感试验，选用抗生素较为合理。在检验结果未出来前，可先用广谱抗生素，选择既可杀灭革兰阳性细菌，又可抑制革兰阴性菌的联合用药疗效较好。细菌培养结果出来后，可根据情况予以更换抗生素。给药途径以静脉滴注收效快。抗生素的应用要求足量，且需注意毒性反应。在症状消失后应继续给药 2 周，以巩固疗效，力求彻底治愈，避免形成慢性盆腔炎。

3. 手术治疗

附件脓肿在积极应用抗生素 5～7 天，体温不见下降者，可采用手术治疗，包括开腹、腹腔镜或后穹窿穿刺等进行病灶切除或引流。

慢性盆腔炎的治疗方法有：

1. 心理治疗

得了慢性盆腔炎后病程往往拖得很久，病人长期受疼痛折磨，情绪影响很明显，有时心理的痛苦远远超过疾病的痛苦。心理治疗对慢性盆腔炎病人十分重要。

2. 药物治疗

① 最重要是急性期一定要彻底控制。

② 对形成慢性结缔组织炎，单用抗生素疗效不明显者，可加用短期小剂量肾上腺皮质素，也可用前列腺素抑制剂，如吲哚美辛（消炎痛）栓。

③ 理疗：下腹短波或超短波透热理疗，对慢性盆腔炎，尤其是刚形成粘连时的症状缓解有一定效果。

④ 当出现下列情况时，需要予以手术治疗：已变成输卵管卵巢炎性肿块，保守治疗无效，症状明显或反复急性发作时。较大的输卵管积水或输卵管卵巢囊肿。当附件肿块的性质不能与卵巢恶性肿瘤相区别时，必须进行腹腔镜检查或剖腹探查，以便及时得到确诊，避免延误病情。

综上所述，得了盆腔炎首先应去有资质的医院及时就诊，增强信心，配合医生的各种治疗措施，注意营养及劳逸结合，以得到积极彻底的治疗。

盆腔炎在什么情况下需进行手术治疗

1. 急性盆腔炎

附件脓肿如积极应用抗生素体温不见下降，可进行手术治疗，腹腔镜手术由于创伤小，切除病灶后可充分冲洗，故尤被采用;或疑有盆腔脓肿位置较低向后穹窿鼓出时,可考虑经阴道后穹窿切开引流。

2. 慢性盆腔炎在以下情况需手术治疗

① 输卵管卵巢炎性肿块,保守治疗无效,症状明显或反复急性发作。

② 较大输卵管积水或输卵管卵巢囊肿。不能排除卵巢恶性肿瘤时,可进行腹腔镜检查或剖腹探查,以明确诊断,决定手术治疗范围。

3. 急性输卵管炎、卵巢炎、盆腔腹膜炎

① 经药物治疗 48 ~ 72 小时,体温持续不降,肿块加大,或有中毒症状,应及时做手术排脓;年轻妇女要考虑保留卵巢功能,对体质衰弱病人的手术范围需根据具体情况决定。如是盆腔脓肿或是盆腔结缔组织脓肿,可经腹部或阴道切开排脓,同时注入抗生素;如脓肿位置较表浅,系盆腔腹膜外脓肿向上延伸超出盆腔者,在髂凹处扪及包块时,可在腹股沟韧带上方进行切开引流。

② 输卵管脓肿、卵巢脓肿,经保守治疗病情好转,肿物局限,也可进行手术切除肿物。

③ 脓肿破裂,病人突然觉得腹部剧痛,伴有高热、寒战,并有恶心、呕吐等症状,腹胀、拒按等情况时,应立即施行手术,剖腹探查。

4. 慢性输卵管炎、卵巢炎、盆腔腹膜炎

病人患病后,治疗长时间不愈,经常感到下腹坠痛、腰酸、精神抑郁,影响身体健康及工作,尤以盆腔已形成包块、年龄在 40 岁以上、不考虑生育者,也可进行手术治疗。

5. 急性盆腔结缔组织炎

① 宫腔内残留组织，阴道出血时，首先应积极消炎，如无效或出血较多时，在用药控制感染的同时，用卵圆钳小心慎重地清除宫腔的内容物，避免做刮宫术。

② 子宫穿孔时如无肠管损伤，可不必剖腹修补。

③ 宫腔积脓时，应扩张宫口使脓液引流通畅。

④ 已形成脓肿者，根据脓肿的部位采取切开排脓手术。如系接近腹股沟韧带的脓肿，应等待脓肿扩大后再切开。如脓肿位于阴道一侧，应自阴道切开，尽量靠近中线，以免损伤输尿管或子宫动脉。

6. 盆腔脓肿

大多用于药物治疗效果不佳的病人。

① 脓肿切开引流：常用于脓肿聚集在子宫直肠窝或阴道直肠窝的情况下，可先自阴道后穹窿穿刺，如能顺利吸出大量脓液，即可在穿刺部位做切开排脓后插入引流管。如脓液已明显减少，可在3日后取出引流管。

② 手术切除排脓：适用于输卵管卵巢脓肿，对年轻病人应尽量保留卵巢，以维持卵巢功能。

患了盆腔脓肿应怎样进行治疗

盆腔脓肿是生殖道炎症中最严重的疾患，它可使周围脏器出现脓肿，还可造成化脓性腹膜炎、全身脓毒败血症及感染性休克十分凶险。必须及早去正规大医院接受规范的治疗，以免留下后患。

治疗的主要措施有：

1. 一般治疗

① 卧床休息：采用半卧位，可利于脓液积聚于子宫直肠陷凹而使炎症局限。

② 给予充分营养及水分，纠正水、电解质紊乱。

③ 高热者采用物理降温。

④ 尽量避免不必要的妇科检查，以免引起炎症扩散。

⑤ 重症病例应严密观察，定时测定血压、体温、脉搏、呼吸，以便及时发现感染性休克。

⑥ 如有腹胀可给胃肠减压。

2. 药物治疗

常用的药物以广谱抗生素为主，先选择抗厌氧菌的药物，如头孢霉素及甲硝唑联合应用。待细菌培养结果出来后，再根据药敏结果选择用药。

3. 手术治疗

如选用的药物治疗后体温持续不下降，包块不缩小，甚至更增大，腹痛不缓解时，应进行手术治疗。主要手术方法是：

① 脓肿切开引流：当脓肿发生破裂后，脓液多半集中于子宫直肠陷凹，该处是盆腔的最低点，这时可先自阴道后穹窿做穿刺，如能顺利吸出大量脓液，再从该穿刺部位点扩大进行切开，并在排出脓液后插入引流管。如脓液已明显减少，可在3日后拔去引流管。

② 手术切除脓肿：适用于输卵管、卵巢脓肿，对年轻病人应尽量保留卵巢，以维持卵巢功能。

女性有哪些特殊感染

姓名 Name ____________ 性别 Sex ______ 年龄 Age ________

住址 Address ________________________________

电话 Tel ________________________________

住院号 Hospitalization Number ________________________

X 线号 X-ray Number ________________________

CT 或 MRI 号 CT or MRI Number ________________________

药物过敏史 History of Drug Allergy ________________________

妊娠期妇女会患哪些感染性疾病

妊娠期会感染性传播疾病吗

1995 年，世界卫生组织常任理事会决定，将各种可通过性行为或类似性行为而传播的疾病，统称为“性传播性疾病”，简称性病。目前已知致病菌有 30 多种，除了传统的 4 种经典性病外（梅毒、淋病、软下疳及性病性淋巴肉芽肿），还包括非淋菌性尿道炎、生殖器疱疹、滴虫性阴道炎、念珠菌性阴道炎，阿米巴病、乙型肝炎和获得性免疫缺陷综合征（爱滋病）等，已成为世界上严重的社会经济问题和公共问题。处于性活跃年龄妊娠妇女，也同样会受到上述各种性传播疾病的感染，某些性病也可通过母婴垂直传播或污染物间接传染。因此，对孕妇合并性传播疾病时，更应重视，做好严密随访。

① 性传播方式：当性病病人与非病人进行性接触时，由于双方身体的皮肤黏膜，特别是生殖器、肛门、口腔等部位密切而频繁地接触，形成温湿的接触面，甚至摩擦发生破损，病原体从而易于传播到对方，侵入健康人体，导致感染。

② 非性传播方式：非性接触感染性病的途径，包括母婴垂直传播、医源性感染及其他间接传播。a. 母婴垂直传播。由怀孕的母亲直接经血液传染给胎儿。b. 医源性感

染。性病偶尔发生于医源性感染,包括医务工作者本身受染和病人受染,在为病人注射、换药、手术或检查时,没有进行必要的防护,如果手部有皮肤损伤直接接触病人,更加危险。由于消毒不严格,性病病人用过的注射器,或其他器械,包括针刺方法及文身的针带有病原体,再用于其他个体,可造成传播。由于检查不严,受到污染的血液、血制品或移植器官用于其他病人造成传播。c.其他间接传播。在日常生活中,接触病人污染的衣物、便器等有可能受染。

由此可见,在妊娠期间,孕妇仍可以通过性传播、医源性传播,或是接触病人污染的衣物感染性病。性病对孕妇的影响不仅局限于母体,往往对胎儿造成严重的危害。在妊娠期间仍应做好性病的防治工作。

首先,大力开展宣传教育工作,通过宣传,提高公众对性病的认识,增强人们对家庭和社会的责任感,增强人们的自我保护意识,最终达到人人洁身自爱,以减少性病的感染机会。其次,避免高危险的性行为,同时尽量做到早期发现、早期诊断、早期治疗。

随着社会的进步与人类文明的发展,人们不再谈“性病”色变,而是以科学严谨的态度对待性病。

孕妇感染了性传播疾病会有哪些危害

性传播疾病传染速度快,影响范围大,并能引起并发症和后遗症,已经成为世界上最常见的公共卫生问题之一。孕妇感染性传播疾病后,除了孕妇本身会产生相应的临床症状，还会对胎儿产生严重的、甚至是致命的危害。

目前，医院里最常见的性病是淋病、尖锐湿疣和梅毒，它们对母婴，尤其是胎儿都有一定危害。因此，这类病人最好在传染病治愈后再怀孕。

淋病是由淋病双球菌所致，它可侵犯阴道、宫颈、子宫内膜和输卵管。患淋菌性宫颈炎和阴道炎的妇女分娩时，婴儿可以发生感染，造成淋菌性结膜炎，即“脓漏眼”。若治疗不当或是漏诊，可致婴儿失明。

尖锐湿疣是由人乳头瘤病毒感染所致，孕早期感染时可导致胎儿畸形。在怀孕期间，尖锐湿疣的生长速度加快，分娩时新生儿可以被产道的病毒感染，以致出生不久就可出现尖锐湿疣的症状和体征。怀孕期间可以对尖锐湿疣进行治疗，小的病灶可以做冷冻治疗，大的可用电刀切除。

梅毒是由苍白螺旋体引起的疾病。梅毒对妊娠的影响极大，可导致流产、早产、死胎，存活的新生儿可患先天性梅毒。先天性梅毒可造成多种先天性畸形，以及累及多个脏器发生病变，病死率及致残率极高。

妊娠期间感染了人类免疫缺陷病毒（该病毒是传播爱滋病的元凶），能经过胎盘血液直接传染给胎儿，使婴儿一出生即成为该种病毒携带者，日后发展成爱滋病病人。目前全世界均无治疗爱滋病的特效药，一旦感染了，即为不治之症。

性病及远期后果，包括流产、死产、不育、新生儿疾病、肿瘤及死亡，将造成人们的疾苦及国家资源的巨大消耗。性病防治已成为国家公共卫生的当务之急。

妊娠合并淋病会有哪些表现

淋病是由革兰阴性的淋病双球菌引起，通过性交传播。女性可由男性感染淋病后通过性交传染，也可通过被病人污染的衣服、被褥、便盆、医疗器械而间接传染。有一部分女性病人在感染淋病双球菌后无明显症状；同样，多数孕妇感染淋菌后也没有症状，因而有关我国妊娠期感染淋病的发病率尚无确定的统计资料。

妊娠期合并淋病后，有以下特点：a. 最常见的发病部位依次为宫颈、尿道、尿道旁腺及前庭大腺。发病后局部表现为红、肿、痛与脓性白带增多，甚至有报道，由于淋菌性宫颈炎使宫颈粘连而妨碍宫口扩张，影响产程进展。因此，对有高危因素的孕妇，如单亲、多性伴侣、吸毒、卖淫、少女等应在早孕时做淋菌筛查，近预产期前还需复查。b. 与非孕期相比，妊娠期播散性的淋病远远超过非孕期。当淋菌进入血循环后，出现发热、寒战、倦怠，甚至出现明显的游走性关节疼痛及肿胀，有的孕妇可合并有急性淋菌性心内膜炎。因此，当有高危因素的孕妇突然发生高热、寒战、乏力等现象时，应当警惕是否是淋菌的菌血症。如果能从血液、关节腔的液体中培养找到淋菌，对治疗十分有价值。c. 此外，在妊娠期淋病中，非下生殖道的感染，如发生于直肠及咽部的淋菌感染较非孕期多见，可能与采取的性行为方式改变有关，也应引起注意。d. 播散性淋菌感染的孕妇，其胎儿及新生儿围产期病死率增高，出生低体重儿，甚至可引起新生儿淋菌性败血症。e. 妊娠合并淋菌感染，约有1/3流产、早产及死产。

妊娠期患了淋病怎么办

孕妇本身或配偶有性滥交史，出现尿频、尿急、尿痛、脓性白带，尿道口红肿，出现四肢关节肿胀、疼痛及活动受限，或是肢体和躯干相继出现各种形态的皮疹。如有疑虑，应及时去正规医院检查。如果在分泌物中找到淋球菌或是培养出淋球菌，即可确诊为淋病。

妊娠早期发现淋病时，一般并不主张施行人工流产，这是为了避免通过人工流产这一手术将病原菌播散进宫腔。此时进行手术，非常容易造成宫腔、盆腔、输卵管的感染，从而引起继发性不孕，后果比较严重。这类病人需要先将淋病治愈后，才能做手术。

在临床上很多孕妇虽然感染了淋病，但没有自觉症状，这样有可能在分娩时，通过产道传染给孩子，使孩子患上淋病或淋菌性结膜炎。随着淋病的发病率增加，淋菌性结膜炎的发生也占新生儿眼炎的5%~15%，这种疾病一般产后4天就会出现，如果治疗不及时，可发展成角膜溃疡，形成角膜瘢痕而失明。新生儿出生后，应立即用硝酸银或弱蛋白银点眼，并与母体隔离观察。

确诊为淋菌感染后，必须及时对孕妇进行治疗。青霉素是杀灭淋菌极为有效的药物，且它不能通过胎盘屏障，因此是各种抗生素中少数不影响胎儿的药物。但是，随着耐青霉素及其他抗生素的淋球菌菌株日益增多，给孕期的治疗带来一定的困难。一般治疗的选择为：

① 下生殖道感染(包括直肠感染):首选头孢三嗪(菌必治)250 毫克,单次肌内注射。由于常常合并有沙眼衣原体感染,可加用红霉素口服。

② 存在播散性淋菌时,必须收入病房治疗:若是关节炎或皮肤脓疱,可用青霉素 G 1 000 万单位,静脉点滴直至好转。青霉素阳性或耐药可用头孢三嗪。若是淋菌性脑膜炎,可用青霉素 G,需用 10～16 天。

孕妇怎么会感染上梅毒

梅毒是由苍白密螺旋体所引起的全身性慢性传染病,按传染方式可分为后天性(获得性)梅毒及先天性(胎传)梅毒两种。前者主要通过性接触而传染给对方,后者由母体内苍白螺旋体通过胎盘传染给胎儿。

孕妇感染梅毒属于后天性梅毒,主要通过以下途径被感染:

① 性接触传染:约 90％以上的梅毒病人是由性接触而传染。未经治疗的病人在感染后 1 年内最具传染性。随着时间的延长,传染性越来越小,感染后 4 年通过性接触,一般已无传染性。

② 非性接触传染:少数病人因与梅毒病人皮肤黏膜发生非性接触的直接接触而受到传染,如普通的接吻、握手、妇科检查等。

③ 间接接触传染:少数病人因接触带有梅毒螺旋体的内衣、被褥、毛巾、剃刀、餐具、烟嘴、医疗器械等而间接被传染。

④ 输血感染：个别病人由于输入有传染性的梅毒病人血液而受到感染。

梅毒螺旋体进入孕妇体内后在整个妊娠期均可感染胎儿，从16周之后可通过胎盘直接传染给胎儿，分娩时也可因胎儿直接接触母体生殖道内活跃的病灶而感染新生儿。有学者发现，在未经治疗的一期、二期梅毒的孕妇中，胎儿实际上100％受感染，50％可能患先天性梅毒。近年来，我国不断有先天性梅毒儿出现，更有流行趋势，因而必须重视对梅毒孕妇进行及时诊断、及时治疗，以免严重影响下一代健康。

妊娠合并梅毒会有哪些表现

梅毒是仅次于爱滋病对人体伤害最大的一种性病，它不仅可以传播给配偶，而且可以传给胎儿，造成流产、早产、死胎和新生儿先天性梅毒等。

梅毒螺旋体自表皮或黏膜破损处进入体内，经3～4周的潜伏期，开始发病。早期表现为一期梅毒，硬下疳，2～6周后可自行痊愈。二期梅毒，常先有流感样全身症状及全身淋巴结肿大，继之出现以皮肤黏膜疹为主的临床表现。如果早期梅毒未经治疗或治疗不充分，经一定潜伏期，通常2～4年后，约有1/3发展为晚期梅毒，传染力虽弱，但是有可能引起神经梅毒及心血管梅毒等，危及生命，后果严重。

梅毒对妊娠及胎婴儿的危害十分严重，梅毒螺旋体可以通过胎盘感染胎儿，引起死胎或早产。受梅毒感染的胎盘特别大，其中的血管因内膜炎症使数量明显减少，绒毛组织失去原先柔软的树枝状的结构，整个胎盘显得又大又厚，并呈苍白的色泽。由于胎盘内血管闭塞，使胎儿在母体一直处于缺血缺氧状态，这是引起死胎、胎儿发育迟缓的主要原因。即使娩出活婴，在最初几个月可表现有明显的早期先天性梅毒的症状，包括表皮脱屑、形成大疱，鼻塞、口腔咽喉中的黏膜斑、肝脾肿大、黄疸及骨软骨炎。典型的婴儿长骨在 X 线片上呈“虫蚀状”，侥幸存活者表现为迟发先天梅毒的症状，包括哈钦森牙、神经性耳聋、间质性角膜炎（哈钦森三联症）、桑椹牙、马鞍鼻、皲裂及神经系统症状。这样的孩子出生，无论对家庭对孩子均会带来极大的痛苦。

怎样确诊妊娠合并梅毒

梅毒病程长，症状复杂，与很多非梅毒性疾病的表现有相似之处。必须结合病史、临床表现及实验室检查结果，进行综合分析，必要时还需进行家属调查，追踪观察和试验治疗，以便作出准确诊断。

1．有无婚外性乱史（包括时间、性伴侣性病情况）

现病史及既往曾否患过硬下疳，二期、三期梅毒，或患过其他性传播疾病。配偶有无梅毒及性传播病史。有无早产、死产史，疑为先天梅毒应询问其父母的性病史及兄弟姐妹的健康状况。是否接受过抗梅毒治疗（药物及剂量）。

2．体格检查

应做系统全面检查，早期应注意检查皮肤、黏膜，特别是掌跖、阴部、肛门等处。晚期除注意皮肤黏膜外，还应注意心血管和神经系统。

3. 实验室检查

对于一些尚无典型临床表现的病人，实验室检查是至关重要的。目前，我国的梅毒发病率明显上升，梅毒螺旋体的检测也列为孕妇的常规检测。在妊娠早期或做第 1 次产前检查时，除注意检查有否梅毒皮损外，必须做 RPR 血清学的筛选试验。

① 梅毒螺旋体检查：适用于早期梅毒皮肤黏膜损害，如硬下疳、湿丘疹、扁平湿疣等。其中硬下疳尤为重要，因梅毒血清反应在硬下疳出现 2~3 周始呈阳性。主要包括：a. 暗视野检查。b. 直接荧光抗体检查法。c. 涂片染色检查法。

② 梅毒血清学试验：是诊断梅毒必需的检查方法，对潜伏梅毒，病人血清学的诊断尤为重要，可作为常规试验及筛选试验。此外，还可做定量试验，用于疗效观察、复发或再感染的判断。

③ 脑脊液检查：以排除神经梅毒。

患了妊娠合并梅毒应怎样治疗

妊娠期治疗梅毒的目的除了针对孕妇进行治疗，也可预防或减少先天性梅毒的发生。一旦确诊，必须尽早治疗。若在早孕期发现并予治疗，先天性梅毒发生率为 16.1%；到孕 25 周以后再治疗者，先天梅毒发生率可高达 46.4%。梅毒的治疗原则是诊断准确，治疗及时，剂量足够，疗程正规。治疗后应定期追踪观察，并对其配偶及性伴侣同时进行检查与治疗。目前，治疗梅毒的首选药物是青霉素，其优点是疗效高、疗程短、毒性低，迄今尚无耐药病例发生。

对于妊娠期梅毒，首先应用普鲁卡因青霉素 G，连续 10 天肌内注射；妊娠期初 3 个月内，注射 1 个疗程，妊娠末 3 个月注射 1 个疗程。

对青霉素过敏者只能选用红霉素，但其所生婴儿可应用青霉素治疗。

对于先天梅毒患儿，选用普鲁卡因青霉素 G，每日 5 万单位/千克，肌内注射，连续 10 天为 1 个疗程。

妊娠期梅毒病人多数缺乏对疾病的基本认识，一旦确诊表现为焦虑、恐惧、悲观绝望，以致出现夫妻情感危机。她们一方面承受着巨大的社会、家庭压力，一方面对治疗抱着高度的希望，处于一种复杂的心态中。在积极的药物治疗的同时，心理护理有着重要的作用。

早期梅毒病人的症状往往不明显，妊娠 4 个月后病原体即可通过胎盘传染给胎儿，故产前检查时必须认真检查胎儿发育情况。指导孕妇做好自我监护，每天数胎动。孕 32 周以后每 2 周做一次脐血流图，观察胎儿情况。每 2 周测一次尿雌三醇 E_3，以检查胎盘功能。孕期禁止性生活，以免重新感染。一旦发现胎儿有先天发育异常，从优生优育考虑应终止妊娠。以后定期随访至少 2 年，计划再次妊娠。

到分娩期，病人入院后安排在隔离产房分娩，由专人观察助产。由于病原体可通过产道传给新生儿，在第 2 产程尽量避免做对胎儿有损伤的手术操作。新生儿除了经胎盘传播感染外，婴儿接触乳房或乳头可感染此病，因此对分娩时母亲 RPR 阳性者，不应实施母乳喂养。

若从母儿双方健康着眼，在孕早期发现感染梅毒者，宜尽早终止妊娠为妥。

孕妇也会感染沙眼衣原体吗

沙眼衣原体是寄生在细胞内的微生物，已成为主要的性传播疾病之一。妊娠期与非妊娠期一样可以感染沙眼衣原体，而且在妊娠期由于内分泌激素上升，使衣原体的吸附部位（如颈管的柱状上皮）扩大，同时受感染所释放的物质，如干扰素、白细胞介素等影响，又增强了衣原体的毒性。孕妇的沙眼衣原体感染越来越引起人们的注意。

据美国 19 个城市调查发现，孕妇的感染率为 2%~37%，大部分城市在 10%以上。我国也有这方面的报道，其感染率为 10%~19%。产生如此差异主要与所统计的孕妇的年龄、经济条件、性生活状况及是否感染过沙眼衣原体有很明显的关系。

感染沙眼衣原体对妊娠发生什么影响呢？首先，分娩时新生儿通过已感染的产道会被沙眼衣原体感染，引起新生儿的急性结膜炎及衣原体性肺炎，这已经得到肯定。另外，妊娠期如在宫颈上检出沙眼衣原体，其流产及死胎率明显上升。还有报道，衣原体阳性的孕妇引起早产、低体重儿及围产儿病死率均有上升，分娩后又极易引起子宫内膜炎，使产褥感染率上升。

感染了沙眼衣原体的孕妇会有哪些表现

大部分孕妇可以没有临床症状，有的很轻微，常被病人所忽视，只有少数病人会有不适。

① 衣原体性宫颈炎：症状与一般宫颈炎或非孕期的感染很相似。如脓性白带，检查时宫颈明显充血水肿，有糜烂及出血；若见到黄色脓性分泌物从颈管内流出很有诊断价值。妊娠期因激素作用，使颈管的柱状上皮向外生长，增加了衣原体的吸附部位，使宫颈的感染机会更多。

② 孕妇胎膜早破、早产，甚至胎死宫内等不良的妊娠结局：不少学者曾对是否有衣原体感染的孕妇进行了对照比较，发现患沙眼衣原体的孕妇胎膜早破率高、早产率高，尤其是衣原体所致宫颈炎血液检查发现沙眼衣原体的免疫球蛋白 M 抗体水平升高、近期内有活动性感染的孕妇胎膜早破、早产及低体重新生儿的发生率均明显增高。

③ 泌尿系统感染：孕妇出现明显的尿急、尿频、尿痛现象，但一般细菌培养阴性。检查时看见尿道口明显充血时，可能是衣原体感染所致，应做衣原体检查。

④ 产后子宫内膜炎：对感染了沙眼衣原体的孕妇，做人工流产或刮宫，甚至自然分娩，均可因衣原体沿生殖道上升性播散而造成子宫内膜炎，表现为产后低热、恶露浑浊、下腹疼痛与子宫的明显压痛。因此，对产前诊断或怀疑有衣原体感染的病人，一经分娩即需用药。尤其是对已有衣原体感染而准备做人工流产的病人，术前必须用药物控制感染后再做手术。

此外，感染衣原体后，新生儿出生后会引起急性结膜炎、肺炎、中耳炎等继发感染。因此，必须在早孕时及时作出诊断，以便决定是否继续妊娠。

孕妇感染了衣原体怎么治疗

鉴于目前妊娠合并衣原体感染的发病率明显上升，感染后会带来不良的妊娠结局，我国在初诊产前检查时，对高危的或有怀疑的孕妇做衣原体检测，以便及时进行治疗。

妊娠期检查的方法是取宫颈分泌物做细胞学检查，寻找包涵体或做分泌物培养。对新生儿可取眼或耳中脓性分泌物做细胞学检查。细胞学检查是诊断新生儿包涵体性结膜炎快速有效、灵敏的方法。

也可做血清学检查，主要方法是补体结合试验与显微免疫荧光试验。感染衣原体后，血清中抗体的滴定度会逐渐升高。

对于孕妇感染衣原体的治疗，在我国还没有统一的治疗方案。美国疾病预防控制中心 2001 年推荐的治疗方案可借以参考。多西环素（强力霉素）、奥氟沙星等对孕妇禁用，而阿奇霉素对孕期及哺乳期妇女的安全性及有效性尚未有定论。因此，推荐红霉素或阿莫西林作为首选药物。使用方法：红霉素 500 毫克，口服，每日 4 次，共用 7 天；或阿莫西林 500 毫克，口服，每日 3 次，共用 7 天。

在使用中发现，阿莫西林的胃肠道不良反应较红霉素轻，大多可坚持服药，而两者的疗效相似，因此有人主张首用阿莫西林。

对于新生儿的急性结膜炎，可用红霉素眼膏。目前已用红霉素眼膏替代了过去使用的硝酸银软膏。据有关文献报道，孕妇若在妊娠 37 周开始坚持服用红霉素 1 周，可使母婴的传播率从50%下降到7%；阿莫西林对阻止母婴垂直传播也十分有效。

孕妇感染了人乳头瘤病毒对胎儿有哪些危害

感染人乳头瘤病毒的妇女怀孕后，是否会影响胎儿，孕妇本人会发生什么变化，也是人们比较关心的问题。对成年人，人乳头瘤病毒主要通过性接触的方式进行传播，另外也有可能通过手上的污染物感染儿童的肛门或外生殖器官。怀孕后病毒能否垂直传播给胎儿呢？国外学者曾经报道，在母体的静脉血与胎儿的脐血中检出人乳头瘤病毒的脱氧核糖核酸；我国专家在孕妇静脉血阳性的新生儿，检查他们的脐带血和喉咽部分泌物，结果发现阳性率均超过那些母体静脉血阴性的孩子。说明人乳头瘤病毒可以通过孕妇的血经过胎盘及羊水在子宫内感染胎儿。

胎儿在分娩时经过产道吞咽含有人乳头瘤病毒的羊水、血或分泌物后，可因感染而引起幼儿呼吸道乳头瘤。受感染后一般不立即发病，几年之后（平均5年）表现为嗓音嘶哑、发声困难及呼吸不畅。检查可见咽喉或声带处有多发性息肉样或菜花样新生物。

感染人乳头瘤病毒的母亲在分娩时还会带来一些麻烦，首先其病灶中常常寄生一些细菌，这些细菌上升感染后会引起羊膜、绒毛膜发炎，也可引起新生儿肺炎。另外，产后会阴切开处的伤口也容易因并发细菌感染而影响愈合。因此，如妊娠期阴道内有大块状尖锐湿疣时，主张进行剖宫产手术分娩。

妊娠期感染了人乳头瘤病毒怎么办

妊娠期疣体在激素影响下生长迅速，往往十分巨大，且疣体内可寄生各种微生物，导致上升感染，也会影响会阴伤口的愈合，因此应该积极治疗。

平时感染了人乳头瘤病毒，治疗均采用药物、冷冻、激光或手术等局部治疗。妊娠期需十分慎重加以选择。

1. 药物治疗

非孕期所用的药物，如鬼臼毒素、氟尿嘧啶（5－氟尿嘧啶）均有致畸作用，在妊娠期禁用。只有三氯醋酸是腐蚀性收敛剂，不被机体所吸收，不会对胎儿造成不良影响，可用于妊娠期治疗。可每周重复用药直至治愈，但假如疣体过大、过多，则效果甚差。

2. 冷冻、激光或手术治疗

① 冷冻治疗：采用一氧化碳冷冻疣体，使其自动脱落或消退，不需麻醉，是妊娠期常用的方法。

② 激光或手术治疗：因需要麻醉，出血较多，且治疗后复发率很高，因此往往有些顾虑。此外，若在妊娠后期治疗，可能有引发早产、胎膜早破与宫内感染的危险，治疗必须十分慎重。假如疣体不大，数量不多，且症状不明显，可暂不治疗，不少病人在产后有可能会自行消退。

③ 关于分娩方式的选择，可以根据产妇本身条件决定是自然分娩还是剖宫产：合并人乳头瘤病毒感染时，病毒可

以通过母亲的血经过胎盘及羊水感染尚在宫腔内的胎儿，即使剖宫产也不能防止胎儿在宫内的感染。只有当阴道内有巨大的疣体阻挡了胎儿娩出的通道时，才可作为指征进行剖宫分娩。对生长在会阴部的尖锐湿疣，在产前应该积极治疗，使分娩时会阴区有正常的皮肤结构，利于胎儿娩出，也可避免影响分娩后会阴伤口的愈合。

孕妇感染了滴虫性阴道炎怎么办

滴虫性阴道炎是最常见的女性下生殖道炎症，女性在妊娠期间同样可感染该病。有不少学者对感染滴虫的孕妇是否会增加早产、胎膜早破及低体重儿等不良妊娠结局提出疑义。这方面的研究报道结果还没有取得一致意见。例如，有一位学者对 115 位少女妈妈进行检查及观察，她们的滴虫性阴道炎发生率达 34%，正常孕妇仅为 2%左右，在这些少女妈妈中早产及低体重儿发生率均较高。有的研究认为，受感染的孕妇容易发生胎膜早破。也有不少研究认为，感染滴虫的孕妇妊娠过程与未感染者并无差别。由于没有做对照试验与药物应用关系等研究，因此无法作出一致性结论。比较一致的观点认为，一旦孕妇感染滴虫后应予以治疗，首选药物仍然是甲硝唑。口服甲硝唑可完全被吸收分布到全身所有组织，它可通过胎盘屏障，进入胎儿血液循环，因此胎儿组织、脐血及羊水中均含有甲硝唑。不少人对妊娠期间使用甲硝唑后是否会引起胎儿畸形有所顾虑。

20 世纪 70 年代，曾有研究显示，甲硝唑对某一种啮齿动物有致畸作用，但它对其他动物却没有致畸作用。另外，美国一所医院对 771 位滴虫病人用甲硝唑治疗后进行长达 10~20 年检测，并未发现其有明显致畸性；另一项对 1 387 名妇女的研究也未发现她们的后代有缺陷增高。因此，美国食品与药品监督管理局认为，甲硝唑对人类的致癌作用风险很低。1998 年，美国疾病防治中心推荐给孕妇感染者，可用甲硝唑 2 克单次服用的给药方法。他们认为这一方法有效、且安全，但不能采用阴道置药的治疗手段。同时，建议在妊娠前 3 个月避免给药，应在妊娠中 1/3 及晚期才可给药物治疗。对性伴侣的治疗必须尽早开始，越早越好。

孕妇感染了真菌性阴道炎怎么办

真菌性阴道炎是由真菌感染引起的阴道炎症，最常见的真菌是白念珠菌，所以该病又称为念珠菌性阴道炎。白念珠菌平时寄居在阴道内，并不致病。只有当阴道内糖原增多、酸度上升时，念珠菌才大量繁殖起来。真菌一般不通过性接触传播。在妊娠期间，激素水平变化，使阴道壁上含糖量增高，阴道内偏酸性，黏膜充血，分泌物增多，这些变化有利于真菌生长。真菌性阴道炎最常见的症状是阴道瘙痒、外阴肿胀、烧灼感和白带增多。典型症状为白带白色、凝乳状或豆渣样，也有的病人白带呈水样，稀薄，无臭味。瘙痒症状往往比较严重，可影响工作和睡眠，严重时可伴有尿频、尿痛及性交痛等症状。

研究证实，在妊娠期间虽然感染念珠菌病的病人有所增加，但并不会对胎儿产生明显的不良影响，也不会增加胎膜早破或早产。然而在胎儿分娩过程中，会将阴道内的真菌传染给新生儿，使新生儿在出生后受到感染。从预防新生儿真菌感染的角度出发，也应该对感染念珠菌性阴道炎的孕妇进行治疗。

① 应穿着宽松衣裤，保持外阴清洁、干燥。

② 严禁盆浴及阴道冲洗。不恰当的阴道冲洗会改变阴道正常菌群，降低阴道抵抗力。

③ 最后，在专业医师的指导下，选用合适的对孕妇及胎儿没有特殊不良反应、有良好疗效的药物进行治疗。由于胎儿的关系，治疗孕妇的念珠菌性阴道炎可以选用无不良反应的药物，如咪康唑（商品名：达克宁）、特康唑、克霉唑（商品名：凯妮汀，500 毫克单次用手放于阴道内）及制霉菌素（商品名：米可定，10 万单位/片，每日 2 次），采用局部阴道用药，给药 7 天。

哪些途径会传播爱滋病

爱滋病是获得性免疫缺陷综合征（AIDS）的简称，它是由人类免疫缺陷病毒（HIV）传播的一种新的传染病。自 1981 年首例报道后，感染人数迅速增多。根据世界卫生组织的全球爱滋病感染的报道，进入 21 世纪后，女性患病人数大幅度上升。在总的患病数中所占比例由 1985 年的 6.6%上升至 2000 年 6 月的 24%，近几年来以更快的速度上升。女性感染的途径可以通过与感染爱滋病毒的异性性接触（约占 1/3），另有近一半是通过吸毒，尤其是有静脉毒瘾而致病，在这些人群中绝大多数正值生育年龄。有关资料还显示，爱滋病毒从男性向女性传播，要比女性向男性传播的危险性高 17 倍。如女性下生殖道有炎症或破溃时，更容易受到爱滋病毒的攻击和侵入。表明女性往往比男性更容易罹患无症状的爱滋病。美国统计资料提示，女性病人中 85％正处在生育年龄，感染的来源对女性而言，没有采用屏障保护的异性接触（如未用避孕套等）是感染该病的主要途径。泰国的资料显示，在妓女中患有细菌性阴道炎尤其是中、重度的病人，具有较高的爱滋病病毒感染之危险；乌干达观察的结果与之一致。综上所述，孕妇感染爱滋病毒的高危因素有：

① 性伴侣已证实感染爱滋病病毒。

② 本人吸食毒品或是有静脉毒瘾。

③ 多个性伴侣，如妓女、卖淫或以性交换毒品者。

④ 来自爱滋病高危区。

⑤ 有其他性传播疾病，尤其有溃疡病灶时。

⑥ 曾用过 1985 年以前的进口血制品。

孕妇感染了爱滋病毒怎么办

孕妇感染了爱滋病毒后大约有 82％的病人并没有症状出现，12％出现相关症状，真正的爱滋病人只占 8％。对存在高危因素的孕妇，最关键的是尽可能发现爱滋病毒和确定 HIV 阳性病人的分期，再决定如何进一步处理。

① 妊娠期处理：感染爱滋病毒女性（HIV 抗体阳性）一

旦怀孕，应根据本人的意愿决定是否继续妊娠。如果孕妇坚持要求继续妊娠，必须得到有治疗爱滋病经验医生的帮助，进行全孕期的监控和指导，以便动态观察免疫状态的变化，及时、适当地给予抗病毒治疗。在国外，应用抗逆转录病毒的治疗方法（即三明治疗法）来降低母儿间爱滋病毒垂直传播已积累了较成熟的经验。1994 年的研究结果证实，它可使母婴间垂直传播率下降 70%，但在我国尚未有文献报道。同时，产科医生和儿科医生也应参与检测及治疗相关的并发症。

② 产时处理：关于阴道分娩与剖宫产中何种方式对防止母儿垂直传播更有益的问题还没有一定的结论。剖宫产可使传播率下降，但是增加了母儿的并发症与病死率，必须慎重选择。医务人员在接生或手术过程中必须做好自我防护，以免遭受含有病毒的血液、体液、羊水的污染。

③ 产后处理：分娩后产妇与新生儿仍由有爱滋病治疗经验的医生继续监护、治疗。在发达国家不主张母乳喂养。

妊娠期还会患哪些感染性疾病

前面介绍的是在妊娠期间通过生殖道感染的疾病。此外，还有一些病毒感染。当它们进入母体引起病毒血症后，将对胎儿产生严重的损害，包括流产、死胎、死产、胎儿畸形及严重的新生儿疾病，如低体重儿、小头畸形、肝脾肿大、视觉听觉障碍、骨骼生长障碍和先天性心脏病等，有些甚至可迟至 12 岁之后发生中枢性神经系统的功能障碍。这些特殊的感染性疾病包括弓形体病（toxoplasmosis）、其他疾病（others），如结核、风疹（rubella）、巨细胞病毒（cytomegalovirus）、单纯疱疹病毒（horpes simplex virus）感染。医学上，把这些疾病的首位字母排列构成新词 TORCH，将这种妊娠期的特殊感染病称为 TORCH 综合征，这类综合征已经引起人们的关注。引起这些疾病的主要病原体有病毒、原虫与支原体，如弓形虫病的病原体刚地弓形虫，是原虫类寄生虫，它寄生在猫、狗等动物身上，一旦接触了由猫、犬的排泄物污染的食物，即会受到感染，孕妇受感染后除造成对母体损害外，也可影响胎儿的生长发育，称为先天性弓形虫病。又如由巨细胞病毒感染的孕妇，本身大多没有症状，少数有低热、乏力、头痛、咽痛等"感冒样"症状，但可通过胎盘感染胎儿引起流产、死产及新生儿死亡，有的出生后有低体重、肝脾肿大、小头症等，甚至出现远期的智力低下、听力丧失等症状。为了解并预防孕妇传染这类疾病，有必要把这类感染性疾病介绍给广大读者。

孕妇患了风疹会有哪些表现

风疹的典型症状是经过 10～18 天潜伏期后出现轻度发热、流鼻涕、皮疹、耳后及颈部淋巴结肿大。孩子的发病往往首先发现皮疹，成人先有低热、畏寒、头痛等类似感冒的症状。风疹的皮疹第 1 天即可布满全身，第 2 天先出现于面部的皮疹已开始消退，在 3 日内基本消失，故有 3 日麻疹之称。但是上述风疹症状往往不明显，有学者统计，约 50％的风疹患儿不出现皮疹，成人患风疹时不出现明显皮疹者更多。淋巴结肿大并非风疹所特有，很多其他传染病也有此症状，而且有的风疹病人淋巴结并不明显肿大。对于有明显症状的孕妇，包括出疹及消退的特点，全身感冒样症状，应该可以得到初步诊断。但是不典型的病人，往往很难判断。据统计，19%~50%先天性风疹患儿的母亲未发现曾出过皮疹。因此，如仅依靠临床症状而缺乏血清学或病毒学结果，有时不容易诊断，给正确处理和及时预防带来了困难。

对于风疹的诊断，主要根据临床与实验室检查来确诊。收集病人的体液，如鼻咽分泌物、尿液、脑脊液、血液、骨髓等，经培养后分离出病毒检测。如果妊娠期怀疑感染了风疹，对于其所生的婴儿，无论有无症状、体征，都应该进行实验室检测。为确诊胎儿是否被风疹病毒感染，可以做宫内诊断。通过抽取羊水、脐带血、胎血，甚至在绒毛处做病毒分离，可作出诊断。对于出生时有出生缺陷的婴儿，也应该进行同样的检查。

孕妇患了风疹怎么治疗

对于罹患风疹的孕妇，目前还没有特异性的治疗方法，只能对症处理。

① 做好病人的隔离与治疗：发现风疹疑似或确诊病例，应立即隔离，一般隔离至出疹后5天。

② 对病人进行对症处理和支持治疗：如有发热，可给予物理降温，同时加强营养摄入。

③ 治疗性流产：确诊有风疹病毒感染的孕早期孕妇，

为防止可能产生胎儿先天性畸形，建议进行治疗性流产。如果在中孕期发现妊娠合并风疹，而且超声检查表明胎儿已经有了影响，建议进行治疗性引产。

由于风疹并没有特殊针对性的药物治疗，其对胎儿的危害又非常大，因此预防孕妇风疹的工作显得尤为重要。

对育龄妇女，宜进行婚前或孕前检查血风疹免疫球蛋白 G 抗体，如证实为易感者，均应接种风疹疫苗。孕妇妊娠早期(3 个月内)尽量避免与风疹病人接触。如一旦接触，可在潜伏期内检查血清风疹免疫球蛋白 G 抗体，若为阳性表明既往曾有过风疹病毒感染；若为阴性，应继续在接触后 1 个月左右再测一次血清免疫球蛋白 G 和免疫球蛋白 M 抗体，转为阳性可明确判为风疹病毒感染。必要时，还可针对易感人群实行风疹减毒活疫苗的接种。

1941 年以前，人们对风疹的重视主要是它常在集体单位造成流行，而且临床上容易与一些常见的出疹性传染病混淆。1940 年，澳大利亚风疹流行，第 2 年眼科医生 Gregg 观察到新生儿白内障明显增加，几乎形成“流行性失明”，而病孩的母亲在怀孕初期几乎均有感染风疹的历史。Gregg 的结论很快得到其他学者的证实。几十年来已积累了大量关于先天出生缺陷与风疹感染关系的资料。不能把风疹仅看作是无关轻重的传染病，风疹的预防应引起广泛的重视。

何谓弓形虫病感染

弓形虫病属于寄生虫病，引起其感染的病原体是弓形虫，全名“刚地弓形虫”。弓形虫病可发生在人以及多种哺乳动物，尤其是猫、狗，它们是弓形虫最危险的传染源。弓形虫寄生在猫的肠黏膜上，它的虫卵随猫的粪便排出，在泥土中能存活1年之久。家禽体内也可能带有虫卵，虫卵也是传染源。弓形虫大多藏在：a. 猫窝、狗窝里受污染的东西。b. 被猫、狗的粪便污染的土壤，猫、狗唾液中的弓形虫也可经口腔或身上的伤口进入人体。c. 生的、半生不熟的家禽类肉食。d. 未经消毒的羊奶、酸乳酪和奶酪。e. 没洗干净和经过烹饪的蔬菜水果。一旦孕妇不慎接触以上物品，即有感染弓形虫病的危险。

弓形虫感染非常普遍，我国曾经认为该病并不严重，但从报道上看，全国各地都有感染。我国各地生活习惯差异很大，北方地区感染大多因与猫、羊等动物接触后感染，南方地区与饮食习惯密切相关。喜食未经煮透的食物和生冷食品，都有利于弓形虫的传播。随着全球通信的便捷化，北方人已逐步喜爱上未经煮透的食物和生冷食品，南方人也养了越来越多的猫、狗等宠物，感染率明显上升。目前，先天性弓形虫病已成为人类最严重的先天性感染性疾病之一。

为预防弓形虫的感染，要避免和野猫、野狗直接接触，对家中的宠物进行检测、除虫，防止猫粪污染手指、食物及水源。孕妇家中不应养猫养狗，在饮食上也要多加提防。

① 只吃十成熟的肉食，特别是猪肉、牛肉和羊肉。

② 烤肉时，肉的内外层都要烤成棕色，不能带一丝粉色。

③ 蒸煮肉时，内部温度至少达到54℃。

④ 加工生肉后，吃东西前必须仔细地洗手。

⑤ 切过生肉的切菜板和刀，用烧开的水清洗。

⑥ 清洗蔬菜和水果要彻底，除去全部残留的土及其他污染物。

⑦ 不喝未消毒的牛奶与其他奶制品。

孕妇感染了弓形虫病有哪些表现

正常人有一定免疫力，感染弓形虫绝大多数没有什么症状，呈隐性感染，或者症状很轻，可能有时只有类似流感的发低热、流鼻涕、淋巴结肿大、头痛、肌肉关节痛和腹痛等轻微症状，几天后随着人体产生免疫力，症状很快消失，一般都能自愈。少数病人如果免疫力降低，可产生急性感染，表现为脑膜脑炎、皮疹、心肌炎、肺炎与肝炎等症状。

弓形虫能严重损害未出生的胎儿，如果准妈妈在怀孕期间传染上弓形虫，对宝宝的影响非常恶劣。据文献报道和动物实验显示，感染后可引起流产、死胎或新生儿疾病及死产，或者出生后有眼、脑、肝脏的病变和畸形，如视网膜炎、白内障、脑内钙化、脑积水、智力障碍、黄疸和肝脾肿大等。

不过，这种危险情况一般只是对在怀孕前没有感染过弓形虫的孕妇有影响，也就是说怀孕期间发生初次原发性感染时，才有可能传染给胎儿。如果孕妇在怀孕前曾感染过弓形虫，一般不再有传染的危险。对胎儿影响的程度与孕妇患弓形虫感染的时期密切相关，胎儿受损害严重的，大多数发生在妊娠初3个月时的感染，常会引起胎儿全身的广泛病变，以流产告终。到中3个月及末3个月严重的感染明显减少，表现为无症状的明显增多。

对于饲养宠物的女性在准备做妈妈之前，应做TORCH检查。如果TORCH的检验报告上显示已经感染过弓形虫，可以不用担心，因为即使再感染弓形虫，也早就在体内产生了抗体，没有关系。如果结果显示正在感染，暂时不能怀孕。为谨慎起见，除非孕妇血清检查证明已经有过弓形虫感染，否则孕妇怀孕期间要避免接触猫及其粪便。如果出现弓形虫感染，应该按医嘱进行治疗，孕妇感染及时治疗可使胎儿感染机会减少。

孕妇感染了弓形虫应怎样治疗

目前，对弓形虫感染尚无特效药物，但仍需积极治疗，常用药物有乙胺嘧啶、双嘧啶片与乙酰螺旋霉素。

① 乙胺嘧啶与双嘧啶片联合应用：它们均不能杀灭虫体，但可以干扰虫体内的代谢，使其变成包囊或转变为慢性或隐匿性感染。在早孕期间不能应用，该药物对胎儿有致畸作用。此外，该药有一定的不良反应，需在医生指导及观察下应用。

② 乙酰螺旋霉素：对胎儿基本无害，常用于治疗脉络膜视网膜炎，不良反应较轻。

③ 免疫增强剂：如转移因子或左旋咪唑等，使孕妇免疫力提高，改善自身症状。

④ 对胎儿的处理：若在妊娠早期感染了弓形虫，应该尽早进行人工流产，以终止妊娠。若在妊娠中期或晚期妊娠，治疗越早，发生后遗症的机会越小，应该服用乙酰螺旋霉素，可能会降低新生儿先天性弓形虫病的发病率。

对孕妇来说，预防感染弓形虫的意义远远超过感染后的治疗。饲养宠物的女性，在决定准备怀孕时，应先做弓形虫免疫球蛋白的抗体测定。若只有免疫球蛋白 M 抗体阳性，表示目前有急性感染；免疫球蛋白 M 及免疫球蛋白 G 抗体均阳性，表示近期内曾有感染，应先做治疗。一旦怀孕必须远离宠物，同时必须注意保持良好的饮食习惯，不吃生肉或半熟肉。

女性会有哪些性传播性疾病

何谓性传播性疾病

性传播性疾病是指通过性行为作为传播途径的一些疾病,统称为性病。在20世纪前叶,这类疾病的传播方式主要是性器官的交合,其表现特征是:有生殖器官的损伤现象,继而导致全身性疾病。经典的性病是指梅毒、淋病、软下疳及性病性淋巴肉芽肿。这4大性病均因寻花问柳而感染,所以民间称之为"花柳病"。解放后,政府对这些严重危害人民健康的疾病极为重视,通过关闭妓院、改造妓女、严禁嫖娼等措施使我国在20世纪60年代成了世界上无性病的国家。近年来,随着国门的开放,国际交往增多;人们尤其是青年人受性开放、性自由思潮的影响,使通过性行为传播的疾病又死灰复燃,甚至有越演越烈之趋势。近年来,我国发布的传染病公告中,淋病已多次列居传染病发病数之首位,尖锐湿疣与梅毒也常进入前6位。值得注意的是,性病的特征也发生了变化。首先,性行为的方式已从简单的性器交合,发展至肛交、口交、深接吻等多种方式,使病原体侵入人体的途径,也从生殖器发展至舌、唇、扁桃体及肛门等处;病原体的多品种,使疾病的种类也从4大经典性病扩展至包括尖锐湿疣、生殖器疱疹、滴虫性阴道炎、衣原体感染、阴虱、爱滋病等 20 余种，严重地危害了人类的健康。其次，随着由病毒所感染的病例猛增，尤其如人乳头瘤病毒、疱疹病毒、巨细胞病毒及爱滋病毒等均会通过血液、淋巴、体液迅速传播、蔓延。因此，疾病的发展也与既往的性病有极大的差异。为此，在 1995 年，世界卫生组织对性病提出了新的概念，宣布对 20 余种通过性交及其他性行为传染的疾病，称之为性传播性疾病，其中包括了“A”型、“B”型肝炎及阿米巴痢疾，替代了狭义的 4 大经典性病，使人们对这类疾病的来源、感染特征及危害性有了进一步的认识，以增强人们的自我保护意识。

性传播性疾病包括哪些病原体

引起现代性传播性疾病的病原体，几乎包含了全部致病微生物(只有立克次氏体除外)，细菌、真菌、螺旋体、支原体、衣原体、病毒、寄生虫等致病微生物均可引起性传播性疾病(见下表)。

项　目	病　原　体	可传播的疾病
1. 细菌	杜克雷嗜血杆菌：软下疳	如淋球菌可传播淋病
2. 真菌	白念珠菌(真菌性外阴阴道炎)	外阴及阴道的念珠菌病
3. 螺旋体	梅毒螺旋体	梅毒
4. 衣原体	沙眼衣原体(L_{1-3}型)	性病性淋巴肉芽肿
	沙眼衣原体(D、K 型)	非淋菌性尿道炎、宫颈炎
5. 支原体	尿素分解支原体	非淋菌性尿道炎、宫颈炎
6. 病毒	单纯疱疹病毒	生殖器疱疹
	人乳头瘤病毒	尖锐湿疣、亚临床湿疣
	巨细胞病毒	巨细胞病毒感染

（续表）

项　目	病　原　体	可传播的疾病
	爱滋病病毒	爱滋病
	“甲”型、“乙”型肝炎病毒	“甲”型、“乙”型肝炎
7. 寄生虫	疥螨	疥疮
	阴虱	阴虱病
8. 原虫	毛滴虫	滴虫性阴道炎
	阿米巴	阿米巴痢疾

病原体是怎样传播性病的

① 直接传播：在性传播疾病中，通过性行为是传播病原体的主要途径。除性器官外，深接吻、肛交、口交，甚至触摸，均可把病原体带给对方，使初发部位除生殖器官外，也包括了口、唇、舌、扁桃体及肛门等处。同时，在疾病的病变部位、器官的分泌物中，携带了大量病原体，接触这些部位及分泌物也可直接传播疾病。

② 间接传播：间接接触病人的衣被、被褥、物品用具、便盆等，也可传播疾病。在公共浴室，旅馆内的毛巾、被褥，尤其是在大浴池中，均有感染传播性疾病的可能。

③ 血液传播：在性传播疾病中，梅毒、淋病、爱滋病等可以通过血液传播。如果把已含有病原体的血液输入受血者，即可引起传递性传染，病原体在血液中生长、增殖十分迅速，且随血液在全身循环，比通过生殖器传播更快、更严重，全身症状出现也更迅速。

④ 医源性传播：医护人员在对患有性传播疾病者进行检查、手术、注射或换药时，可以把病原体带入体内。例如，

血液沾入眼睛，血液或分泌液通过手部小创口进入体内，或手术刀、针误伤医生的皮肤等，造成医源性感染。在手术前或治疗前必须对病人进行有关肝炎、梅毒、爱滋病等的血清学检查。对这些病人，手术中使用的器械、手套、敷料，均必须严格消毒后处理，以免感染他人。

患了性传播疾病怎么办

近年来，随着医学的发展，对性病的各种检测手段有了很大提高，同时药物应用及治疗手段也有很大进步。患病后只要到正规的、设备齐全的医院就诊，大多数性传播疾病能够得到彻底治愈。

1. 治疗原则

① 在没有经过检查及确诊之前，千万不要盲目、随意治疗：不少病人在生殖器官出现病变后，由于心理负担较大，又不愿意被他人发现，常常会听信街头游医或小广告的宣传自作主张悄悄治疗。由于疾病并未确诊，造成选药不当或用药方法、用药剂量不正确，以致不能彻底杀灭病原菌。相反，经过药物作用后，病原体的血清试验或培养受到干扰，会影响正确诊疗工作的进行，导致疾病迁延难愈，留下后遗症。

② 选择正规的设备齐全的医院，请有经验的医生指导诊疗：发病后，尤其在疾病初发时，应尽早去有资质的医院就诊，以便达到早期确诊、立即规范治疗的目的。医生会合理选择病原体最敏感的药物，足量、规范治疗，可迅速彻底治愈，防止疾病转入慢性或隐性阶段。

③ 夫妻或性伴侣应同时治疗，以免再次反复感染。

④ 认真观察症状，坚持彻底治疗并做好随访工作：有的性病，用药后症状会迅速解除，但这时病原体并未完全杀灭或消退，提示治疗后症状的消失，并非代表疾病已被治愈。必须按病原体的生物学特征，按时再做实验室检查，直到病原体消灭，检验转阴，才能判断为痊愈。之后还需在医生指定的时间，按期复查，以免疾病复发与再次感染。

2. 治疗方法

① 一般治疗。针对全身症状用药。

② 药物治疗。

③ 物理疗法。

在治疗期间必须强调是，应该禁止性生活，以免加重疾病与传染给其他性伴侣。

何谓淋菌，侵入哪些部位

淋菌是革兰染色阴性双球菌，它唯一能寄宿、生长、存活的只有人类，且人类也十分容易受淋菌感染。该病在全世界范围内广为流行，自 20 世纪 80 年代性病重新传入我国后，从最近 5 年的统计资料来看，在各种传染病中，淋病一直高居榜首，其中还不包括大量未作正规治疗和漏报的病人。

淋病侵袭人体后，主要造成泌尿、生殖系统的化脓性感染。受害的病人可以出现有症状的泌尿、生殖器官淋菌感染，也可没有症状的感染。淋病几乎完全是由性接触感染的。女性比男性有更高的感染风险。男性与患淋菌的女性有一次性接触后，其感染的可能是20%~25%；而女性与患淋菌男性的一次性接触，感染的概率达到50%~90%。极少数可通过被淋菌污染的衣物、便盆而染病。对于幼女，淋菌也可通过被污染的毛巾、尿布、浴盆或已感染淋菌病人的手来传播。

淋菌进入人体后，主要侵袭器官的柱状上皮。在泌尿生殖道中，位于尿道口两侧的尿道旁腺及子宫颈管被柱状上皮所覆盖，淋菌大多在这两处入侵人体，并迅速破坏上皮到达黏膜下层。淋菌从尿道口入侵并进入尿道可引起急性淋菌性尿道炎；若从宫颈侵入到达子宫及输卵管，可造成急性宫颈炎、子宫内膜炎及输卵管炎。在形成急性输卵管炎时，输卵管水肿、粘连并积脓，称为输卵管脓肿。脓液可随输卵管伞流入盆腔，引起急性盆腔炎、盆腔脓肿。当输卵管炎症或脓肿得到控制后，脓液可以被吸收，但仍会遗留下输卵管的积水及粘连，以致使输卵管堵塞，引起不孕症；倘若没有完全堵塞，就成为发生宫外孕的主要原因。总之，对淋菌感染若不及时、彻底地给予规范治疗，将会遗留下影响妇女健康及生育能力的后遗症，抱憾终身。

淋菌侵入人体会有哪些症状

淋菌侵入人体后，初期症状并不明显，多半不会引起病人的注意，但是可以在医院检查中发现可疑的迹象。这些病人常常是传播给他人的主要祸根，把这类病人称为无并发症淋病。当淋菌在入侵后不断繁殖发展，疾病向上蔓延至内生殖器后，将出现一系列的症状，这种情况称为有并发症淋病。

1. 无并发症淋病

在病变的初期阶段主要有以下表现：

① 淋菌性宫颈内膜炎：病人出现多量脓性白带，略带血色，有臭味，外阴有烧灼感。检查时发现宫颈红肿明显，伴糜烂，在宫颈口可见有多量脓液积聚。

② 淋菌性前庭大腺炎与脓肿：表现为大阴唇下方前庭大腺部位出现一个肿块，疼痛，表面充血发烫，有明显压痛，影响坐和走，严重时可有发热。局部形成脓肿时，可能自行穿破。

③ 淋菌性尿道炎：病人有尿频、尿急、尿痛等症状，检查时可看到在尿道口充血、红肿。若挤压尿道旁腺时，可看到脓液溢出，这时往往可确诊为淋菌性尿道炎。

④ 通过口淫而感染的咽部淋菌病，以女性为多见，常常是无症状。有时可有轻度咽痛及扁桃体渗出。

2. 有并发症淋病

这是疾病从下生殖道侵入后，上升至内生殖器官所表现出的症状。

① 急性输卵管炎：淋病若不治或治疗不彻底，10%~20%会发生急性输卵管炎。在月经期后，突然发高热，寒战伴两侧下腹疼痛及白带增多。检查时发现两侧下腹有压痛，妇科检查阴道内有大量脓性白带，宫颈有触痛，两侧附件处水肿、增厚，有压痛。若用药后症状继续并加剧，可能已形成脓肿。

② 慢性淋菌性输卵管炎：急性输卵管炎未治疗或治疗不彻底会转化为慢性。由于淋菌未消失，依然潜伏在尿道

旁腺、宫颈管口及前庭大腺中。这些病人症状虽减轻，但仍有传染性。

③ 幼女淋菌性外阴阴道炎：幼女与成人不同，她们的阴道上皮尚未发育完善，没有鳞状上皮覆盖，完全由柱状上皮组成，且没有阴道杆菌，使她们的抵抗力很差。幼女一旦被淋菌侵袭，很容易被感染，表现为外阴红肿刺痛，阴道口有大量脓液，甚至流到肛门周围，引起肛旁瘙痒、刺痛，必须引起家长重视。

患了淋菌感染应怎样治疗

根据淋菌感染的不同阶段及侵及范围，分为无并发症的淋病及有并发症的淋病两类，其治疗方法、用药总量、给药途径及给药时间均有不同。

① 无并发症淋病：主要是指淋菌性宫颈炎、尿道炎及前庭大腺炎。首选药物是头孢曲松钠（又称头孢三嗪），250 毫克，单次肌内注射可达到 99％的治愈率。也可选择其他头孢类抗生素，如头孢噻肟钠、头孢唑肟或头孢克肟等。如对头孢类药物过敏，可用氟喹诺酮类的环丙沙星或氧氟沙星（氟嗪酸）等。以上药物可同时加用阿奇霉素。若伴有泌尿系症状，可用大观霉素（又名壮观霉素、淋必治）2 克，一次肌内注射。

② 有并发症的淋病：主要是指已发展成急性输卵管炎、甚至盆腔炎及播散性淋病时的淋病，首选药物仍可用头孢曲松钠，用药量增加至 500 毫克，每日 1 次，连续服用 10 天，严重时可给 1 克静注，每日 1 次，连续用 10 天。对头孢

霉素过敏时，可用环丙沙星 200 毫克，每 12 小时一次静脉滴注，待症状改善后继续用药 1～2 天，再改口服环丙沙星 250～500 毫克，每日 2 次，连续服用 7 天。对有并发症的淋病以收入医院为妥。

③ 淋菌性咽炎：头孢曲松钠 250 毫克，肌内注射单用 1 次；或环丙沙星 500 毫克，单次口服，同时联合应用多西环素 100 毫克，每日 2 次，连服 7 天。

对淋病的治疗，必须遵循以下的治疗原则：

① 用药必须及时、足量、规范及彻底。

② 治愈的标准：治疗结束 2 周内，在无性接触的情况下，临床症状及体征完全消失，治疗结束后 4 天及 7 天对宫颈管分泌物做涂片培养均转阴性。病人在治疗结束后 4 天及 7 天，必须再回医院复查，以确定是否治愈。淋菌感染后只要正确治疗，完全可以治愈。必须在急性期积极治疗，千万不能逃避、掩盖，甚至到江湖游医处治疗，以免带来终身遗憾。

梅毒对人体有哪些危害

梅毒是由苍白密螺旋体引起的慢性全身性传染病，几乎绝大多数的病人通过直接的性接触而染病，只有极少数如医务人员及实验室人员接触病人或含螺旋体的标本而不慎受染，或因母亲染病后通过胎盘传给胎儿。梅毒大约在公元 1 500 年从印度传入中国，并在我国广泛流行，最严重时，在皮肤花柳病科就诊人数中几乎 10% 是梅毒病人。新中国建立后，梅毒得到严格控制，鲜有病例传播。但近 30 年又有流行，主要集中在沿海地区及滥用毒品的地区，随之先天性梅毒的发病也趋增高。梅毒螺旋体从受损的皮肤或黏膜侵入人体，经淋巴间隙扩散，并达到局部淋巴结，然后进入血液循环到达全身。它首先在外生殖器官的侵入部位发生炎症反应，形成一种称为硬下疳的溃疡病灶，再播散到全身。几乎人体所有的组织或器官均可受到侵害，假如未经正规的抗梅毒治疗，会有1/3 的病人发展成晚期梅毒，包括骨梅毒、内脏梅毒、心血管神经系统梅毒等。在人体的表面由于皮肤黏膜的损害，可在头面部、胸骨、小腿及臀部形成结节性溃疡。典型的梅毒性马鞍鼻，就是因上腭及鼻中隔穿孔造成的。

梅毒侵犯到其他内脏，可出现特殊的梅毒性主动脉瘤、梅毒性心脏病、梅毒性脑膜炎、脊髓痨或痴呆症等。可见梅毒是一种对个人、家庭、子女及对社会都会造成严重危害的传染性疾病。

梅毒是怎样进行分期的

人类正常的皮肤和黏膜，对梅毒螺旋体是一个屏障。梅毒螺旋体在体外不易生长。只要干燥，用煮沸、肥皂水及一般消毒液即可将其杀死。正常的生活环境及生活方式，并不十分容易染上梅毒。只有当皮肤、黏膜通过性交或接触摩擦受损伤后，性伴侣体内的梅毒螺旋体才能乘机侵入。95％以上的病人是通过这种直接的性接触而被感染的；第二条途径是间接感染，通过贴身内衣裤、毛巾等受染；第三条途径是染病的母亲通过胎盘传染给胎儿，引起先天性梅毒；第四条途径少数医护人员在对病人进行治疗时，如手术、接生、人流、注射等时不慎受损而感染。除第3种外，其他几种称为后天性梅毒。

后天性梅毒按照其是否有传染性，分为早期梅毒及晚期梅毒。

① 早期梅毒：病期在2年以内，包括一期和二期梅毒，这个阶段传染性高。

② 晚期梅毒：病期在2年以上，指三期梅毒，包括良性梅毒（如皮肤、黏膜、骨、眼等）、内脏梅毒（心血管、肝脏）、神经梅毒及晚期潜伏梅毒等。这个阶段，性接触时已无传染性。所谓的先天性梅毒，也称为胎传梅毒。疾病是胎儿在母体内时，通过胎盘的血液直接进入胎儿体内而受感染。由于大量的螺旋体不断进入胎儿血供，常常会造成孩子十分严重的内脏损害，到妊娠16～20周以后，螺旋体可到达胎儿所有器官，以致引起胎死宫内或早产。在未治疗的一期、二期梅毒孕母中，胎儿100％受感染，其中50％可能罹患先天性梅毒，其他会发生死产、早产或死胎，也就是说不可能生育一个足月健康的婴儿。

一期梅毒有哪些特征

一期梅毒是指螺旋体刚侵入人体后的时期。在发生不洁性交后，经过2～4星期的潜伏期，在侵入的部位，如生殖器、肛门、直肠、大阴唇、子宫颈，甚至在口唇或扁桃体处发生炎症反应，表现为1～2厘米大小、圆形、境界清楚的红色糜烂面，表面不污秽，但有少量渗出物，渗出物中含有大量螺旋体。这种皮损是梅毒所独有的硬下疳，这时病人很少有自觉症状，局部的皮损不疼痛，也无压痛，而且不经治疗往往在3～8周会自然消失，不留痕迹，因此常不引起病人注意。但是这时传染性极强，若能抓住这个阶段及时治疗，对人、对己都有很大益处。

对一期梅毒，可以通过以下方法进行诊断。

① 仔细询问病史：在出现硬下疳之前2～3周时，曾有嫖娼行为或有婚外不洁性生活，也可能是配偶已感染梅毒在2～3周内与之有性接触。

② 典型的临床表现：发现典型的单个硬下疳，不痛不痒，伴有局部的淋巴结肿大。

③ 实验室检查：a. 从硬下疳表面提取分泌物，在显微镜的暗视野下，可见梅毒螺旋体。b. 梅毒血清试验阳性。在硬下疳的初期，大部分人的梅毒血清呈阴性，以后阳性率逐渐上升，到硬下疳出现7～8周后，全部病人血清均呈阳性。在实验室两个检查项目中，有一项阳性即可确诊。

二期梅毒有哪些特征

在螺旋体侵入人体后7～10周，或病人在出现硬下疳后又会有6～8周的潜伏期，而后进入二期，又称螺旋体血症期梅毒，出现流感状的症状，如低热、乏力、头痛、流涕、流泪等，伴全身淋巴结肿大。除此之外，病人还会出现典型的二期梅毒的症状。

① 二期的皮肤、黏膜损害：a. 90%左右的病人均有皮疹出现，最多见的是特征性的玫瑰疹（斑疹），有经验的医生看见玫瑰疹几乎就可确诊。其他表现有斑丘疹、丘疹、毛

囊疹等。它们可以单独出现，也可合并出现。皮疹先发生于躯干、肢体末端，并逐渐累及全身，尤其在手掌及足底。b. 扁平湿疣。生长在外生殖器或肛门周围等受摩擦及潮湿的部位，内含大量螺旋体。c. 梅毒性脱发。呈斑片状秃发，尤以眉毛脱落为特征。d. 黏膜损害。见有黏膜的红肿及浅糜烂，在黏膜斑内含有大量螺旋体。

② 二期骨损害：发生在骨膜及关节引起骨膜炎及关节炎，晚上及休息时疼痛甚剧，白天及活动时较轻。

③ 二期眼梅毒：可发生虹膜炎、虹膜睫状体炎、视神经炎及视网膜脉络膜炎。

④ 二期神经梅毒：在脑脊液中有异常，并可有脑膜炎、脑血管梅毒等。

对二期梅毒的诊断，一般通过以下方法：

① 病史：同一期梅毒，但是发生的时间大约在 2 年之内，并可追问出一期时的症状及体征。

② 典型的各种皮肤黏膜表现：病人常常会去皮肤科就诊。

③ 实验室检查：在阴部的湿疹处或扁平湿疣处黏膜的斑疹中会找到螺旋体，梅毒血清试验均呈强阳性。对可疑的病人通过实验室检查均可获得确诊。

三期梅毒有哪些特征

感染梅毒螺旋体后，未经过驱梅治疗，或未接受正规的治疗时，进入三期，也就是晚期的梅毒阶段，这时病期已经超过 2 年。这些病人的病损可遍及全身，包括皮肤黏膜、骨骼系统、脏器、心血管及神经系统受损出现的症状,如皮肤黏膜受损形成结节并逐渐增大,与皮肤粘连,形成标志性的马鞍鼻等。侵袭神经系统可出现梅毒特有的老年性痴呆,侵犯脊髓引起脊髓空洞症等,晚期梅毒损害心血管系统的比例较高,造成梅毒性主动脉炎、主动脉关闭不全及梅毒性心脏病等。这时病变已经是不可回逆的器质性损伤,已无药物可起作用的了。在进入三期的病人中,大约有 1/3 是发生于皮肤、黏膜等处的树胶肿损害,1/4 发生心血管疾病,1/4 发生神经性梅毒。

三期梅毒的诊断由于出现的症状十分典型,只要对梅毒有所了解的医生,注意到过去有不洁性交史与早期梅毒的表现,一般不会漏诊。但是为确诊,必须做梅毒血清试验,三期梅毒的病人特异性试验均为阳性,而非特异性试验大多数阳性,但也有阴性结果。

另外,对出现的心脏、神经系统的病变还需与其他非梅毒性心脏病及神经系统疾病相鉴别,以免耽误对其他疾病的治疗。

隐性梅毒是怎么一回事

隐性梅毒又称潜伏梅毒,在早期及晚期均可存在。梅毒螺旋体进入人体后,各个疾病阶段对各不相同的病人会有较大差异。当一期梅毒出现硬下疳后,又经过 6~8 周的潜伏期才进入二期梅毒。在这段时期,有的病人未经治疗,症状可以自然消失,但由于螺旋体并未被杀灭,人体抵抗能力下降或过度劳累后,症状又会发作。这种不经治疗自然消失的现象，称为潜伏状态，把它称为早期的潜伏梅毒或隐性梅毒。症状再次出现时，称为复发性梅毒。有时复发、潜伏、再复发、再潜伏，可以多次出现。同样，当病人进入晚期梅毒阶段后，发生前面所说的各个系统的病损，但是一部分病人可以不出现晚期梅毒的症状，只是血清反应持续阳性。把病期在 2 年以上、暂无临床症状的病人称为晚期隐性梅毒或潜伏梅毒。

隐性梅毒的出现，是由于没有接受驱梅治疗或用药剂量不当、用药疗程不足所致。虽然暂时没有任何临床症状，但他们将是重要的传播源头，会传播给更多的人。况且，若不进行正规的治疗，会有大部分病人发展进入晚期梅毒。一旦造成器官功能的损伤，就不可回逆，很难复原了，予人予己均为不利。卫生监督机关应该及时发现这些病人，并及时给予治疗。

患了梅毒应怎样治疗

对于梅毒的治疗必须遵循以下原则：a. 尽早明确诊断，一旦确诊，治疗立即开始，越早越好。b. 治疗方法必须正规，用药正确，药量充分。c. 治疗完成后必须追踪随访，以求彻底治愈。d. 尽可能找出性伴侣，同时做追踪检查及治疗。

1. 早期梅毒的治疗药物选择

① 青霉素是治疗梅毒的特效药物：常用的青霉素制剂有：a. 苄星青霉素（长效西林）240 万单位，肌内注射，每周 1 次，共 2～3 周。b. 普鲁卡因青霉素 80 万单位，肌内注

射，每日1次，共10～14天。

② 对青霉素过敏者改用其他药物，主要有：a. 红霉素300毫克，一日4次，口服，连服10天。b. 多西环素100毫克，一日2次，连服15天。c. 头孢三嗪（头孢曲松钠）1克，肌内注射，3天1次，共4次。

2. 晚期梅毒的治疗药物选择

① 青霉素治疗：a. 苄星青霉素（长效西林）240万单位，肌内注射，每周1次，共3周。b. 普鲁卡因青霉素80万单位，肌内注射，每日1次，共20天。

② 对青霉素过敏者：a. 红霉素500毫克，每日4次，口服，连服30天。b. 多西环素100毫克，每日2次，连服30天。

在治疗后必须进行定期复查，以判断是否治愈。前3个月内每月查1次血清试验，以后每3个月复查1次，共查4次，总的复查时间为治疗结束后1年零3个月。当血清反应原为阳性，以后每次复查均为阴性，无症状复发，可认为治愈。若血清反应转为阴性后，临床又出现症状，血清又转为阳性，为复发，必须再次正规治疗，药量必须加倍。

在患病3个月内，病人的夫妻双方必须同时进行检查，以便及时发现是否有病，及时治疗，在治疗期间必须停止性生活。

何谓软下疳

软下疳是由革兰染色阴性的短链杆菌引起的传染病。它是通过性接触传播，也属于性传播疾病。

过去该病多半在热带及亚热带的国家，如非洲、中南美及东南亚等地流行，在我国很少见到。随着我国与世界各国的交往增加，近年来南方省份及四川省已有软下疳的报道。当短链杆菌经性接触侵入人体后，2～3天内会发病，在女性潜伏期稍长一些，半数病人在阴唇处出现皮损，另一半发生在阴道口及后联合处，少数可损及宫颈。近十几年来发现，软下疳是爱滋病毒同性恋传播的主要合并感染因素，其发病率升高与爱滋病感染升高呈正相关，越来越引起人们的注意。

该病的病原体短链杆菌是由杜克雷在1889年首次分离出来，长期以来一直称它为杜克雷嗜血杆菌。它与淋菌及梅毒不同，从外阴局部的开放性损害中很难找到致病菌，从肿大的腹股沟淋巴结内抽出的脓液中比较容易分离出这种杆菌。细菌从破损的表皮内入侵，经淋巴管扩散到淋巴管并造成腹股沟淋巴结发炎、肿大，甚至化脓。这种痛性溃疡及化脓性腹股沟淋巴结炎是软下疳的特征。

患了软下疳会有哪些症状

感染软下疳后，潜伏3～5天后开始出现症状。症状主要集中在外生殖器及其周围的淋巴结，表现为在外阴出现丘疹或疱疹，不久即形成溃疡，溃烂大多为多发性，常位于阴蒂、阴唇及前庭处，伴有剧烈的疼痛。溃疡面边缘不规则，易出血，其底部有肉芽增生，有多量脓性恶臭的分泌物，触之不硬，病变周围常有炎性表现，这与梅毒的硬下疳完全不同。细菌很快经淋巴管扩散到腹股沟淋巴结，引起单侧或双侧腹股沟淋巴结炎，粘连成块，约半数自行破溃，流出脓性分泌物，不久会自行愈合，形成大而深的瘢痕。由于有不洁性交史及随之出现的外阴疼痛性溃疡，伴有腹股沟淋巴结肿大、触痛，甚至破溃，病人一般会及时求医。在确诊该病之前，主要需与梅毒早期出现的硬下疳进行区别。该病的潜伏期较短，出现的溃疡往往有多个，边界不规则，基底部柔软、不平，分泌物污秽，且局部的淋巴结表面红肿，疼痛剧烈，容易破溃并形成深而大的瘢痕，这些特征与梅毒硬下疳时的单个溃疡、不痛、分泌物清洁、质硬、淋巴结硬不痛不破等有明显差异。但确诊还必须以血清学检查为依据，软下疳时梅毒血清检查呈阴性。

对软下疳的治疗，以采用磺胺药为首选。

① 磺胺甲异噁唑（SMZ）或复方磺胺甲噁唑（复方新诺明）（SMZ Co），1 克，口服，每日 4 次，连续服用 10 天。

② 其他抗生素：卡那霉素 0.5 克，每日 2 次，连续服用 7 天，并可与磺胺类合用。

③ 近年来，由于耐药菌株出现，美国疾病控制中心在 2001 年已推荐阿奇霉素，1 克，单次口服；或头孢三嗪，250 毫克，单次肌内注射作首选药物。

④ 如腹股沟淋巴结已化脓，可用粗针穿刺吸脓，局部注射适量磺胺。

一般病变早期用药，可预防淋巴结肿大，不宜切开，以免加重溃疡，影响伤口愈合。

患了性病性淋巴肉芽肿有哪些症状

性病性淋巴肉芽肿又称腹股沟淋巴肉芽肿，与淋病、梅毒、软下疳合称 4 大经典性病，它有一个通俗的名称——横痃。该病在热带及亚热带国家较多见，我国在新中国建立前患病人数并不少，新中国建立后发病明显下降，仅可见到晚期的并发症病人。

引起该病的传染源是沙眼衣原体中的 L_1、L_2 和 L_3，它们与引起尿道炎的一般沙眼衣原体不同，毒性更强，且可使巨细胞受染，侵犯淋巴结。该病是通过不洁的性行为及同性恋的异常性行为而引起感染的。衣原体侵入人体后，潜伏期 1～3 周，平均 12 天，早期在大阴唇及阴道内出现小丘疹，不痛，往往会自己愈合。但又经 1～3 周，病人出现发热、寒战、头痛、食欲不振等症状，同时出现一侧或双侧腹股沟淋巴结肿大，有压痛，渐渐地几个淋巴结融合到一起，形成包块，与皮肤相粘连，表面皮肤呈暗红或紫红色，经过 1～2 周，淋巴结软化破溃，流出脓液并形成多孔的窦道。这种在腹股沟部位淋巴结破溃及多孔的窦道就是典型的横痃特征。横痃在几周或几个月后愈合形成明显的瘢痕。假如衣原体通过肛门侵犯人体时，可引起肛门、直肠及淋巴结受侵，出现肛门周围脓肿及窦道。

当会阴、阴道或盆腔内呈现慢性淋巴管炎时，可使阴唇甚至一侧或双侧的下肢出现象皮肿。若有婚外性乱或同性恋，检查发现典型的横痃是性病性淋巴肉芽肿的诊断依据。

患了性病性淋巴肉芽肿应怎样治疗

该病与不洁性生活有关，且在腹股沟区形成肿大淋巴结肿块，与其他的性病有相似之处，如梅毒、软下疳都会有上述现象，必须与这些疾病相区别。其差异主要是腹股沟淋巴结的病损特点，梅毒时腹股沟淋巴结肿大的特点是无痛、不红、不发热、不化脓、不穿破，而软下疳时尽管也有红、肿、痛及化脓，但是全身症状不明显，且不形成窦道。在性病性淋巴肉芽肿时，从破损区横痃中，分泌物涂片可找到沙眼衣原体的小体（宫川小体），做血清补体结合试验，血清稀释16～64倍（+），并在病人血清中查到抗衣原体L_1、L_2和L_3原体型抗体。

治疗方法：

① 多西环素，0.1克，每日2次，口服共14天。

② 红霉素，0.5克，每日4次，口服共14天。

一般用药及时，可使横痃在2～3周内愈合。需特别强调的是，横痃不能做切开排脓，否则会使切口不易愈合。对已化脓的横痃可以穿刺抽脓，以缓解脓肿自溃。

感染了滴虫病有哪些表现

滴虫病是由称为阴道毛滴虫的病原体传播的传染性疾病。在世界各地，各种气候与不同人群都会传播、感染，是一种十分常见的性传播疾病。

传播滴虫的主要途径是性接触，在从事性服务的人群及娼妓中发病率特别高，而且还经常与其他性传播疾病同时存在。例如，有一半的淋病病人，同时合并滴虫病。滴虫病也会与一般的阴道炎，如细菌性阴道病同时发病。阴道毛滴虫与淋病双球菌不一样，它对不同的环境有一定耐受性。例如，在半干燥的地方，能生活 6 个小时，能在 25～40℃的环境中生长繁殖，因此毛滴虫也可以通过浴室、马桶、内衣裤及各种卫生用具间接传播；儿童可以通过被污染的衣被、玩具及被污染的工作人员的手受到间接传播。

受阴道毛滴虫感染，最常见的疾病是滴虫性阴道炎，主要症状是白带增多、外阴瘙痒伴烧灼感，并有性交疼痛。增多的白带，多半呈黄绿色、脓状，有腥臭味，严重时混有血性。妇科检查时发现外阴、阴道及宫颈均明显充血，并有出血点，形成草莓样损伤，阴道内积聚有大量泡沫状脓性分泌物。精子进入阴道后会被其中的毛滴虫吞噬，且在这种脓性环境中精子不能存活。因此，顽固的、长期不愈的滴虫性阴道炎病人常伴有不孕症。

当滴虫同时感染尿道后，可引起滴虫性尿道炎，病人出现尿频、尿急、尿痛及血尿，检查时可见尿道口明显充血、红肿，伴有脓性分泌物。滴虫也可侵犯肛门及直肠，引起滴虫性肠炎。

由于外阴瘙痒伴白带增多，是女性生殖道炎症非特征性的现象，多种疾病均可表现出类似的症状。因此，一旦出现上述不适，应立即去正规医院做详细检查，及时找出致病因素，在疾病刚发生时，立即给予正确的治疗，以求彻底治愈，千万不能根据广告，盲目用药，以致延误病情。

感染了滴虫病应怎样治疗

根据病人的主诉，有白带增多，尤其是脓血性白带，伴外阴瘙痒。妇科检查见外阴、阴道、宫颈一片充血，就应该想到有滴虫性阴道炎的可能。把阴道分泌物取出，做显微镜下检验，找到阴道毛滴虫即可获得确诊。常用的检验方法是：

① 悬滴法：在玻璃片上加一滴生理盐水，取阴道穹窿内的分泌物少许，放在盐水滴上，在显微镜下低倍镜中若能找到不断游动的毛滴虫，便可确诊。但有的病人由于是顽固性反复发作的感染，有时曾经使用过药物，不一定能找到滴虫，这时可对分泌物改用染色法检查。

② 涂片染色法：经革兰染色或巴氏染色可找到滴虫，若用荧光显微镜检查，灵敏性将更高。

③ 分泌物培养：在上述方法找到滴虫或临床高度怀疑时，即可进行治疗。到目前为止，甲硝唑是治疗的首选药物。

滴虫性阴道炎可采用以下治疗方法：

① 全身用药：由于病人常会合并泌尿道的感染，滴虫也会进入肛门，因此对急性期，尤其是顽固的、反复发作的病人应该全身给药。主要药物有：a. 甲硝唑（灭滴灵），200毫克，口服，每日3次，共服7天。b. 替硝唑，2克，口服，每日1次，共服7天；儿童用药需按千克体重计算，每日按每千克体重给15毫克，这一总量分3次口服，共服7天。c. 怀疑合并淋菌感染时，需同时服用头孢曲松钠、氧氟沙星（氟嗪酸）等治淋药物。

② 局部用药：甲硝唑栓剂或甲硝唑泡腾片，每晚1次，塞入阴道，共14天。对年龄偏大或检查中见阴道上皮充血明显，有出血点者，可加用含杀菌剂的雌二醇片，如氯喹那多－普罗雌烯（可宝净），以提高阴道的防御能力。

在治疗中必须注意以下几点：

① 治疗期间禁止性生活，内衣裤及毛巾等需消毒。

② 性伴侣必须同时做全身治疗。

③ 该病容易在月经后复发。每次月经后必须复查，连续3次阴性才为治愈。

何谓尖锐湿疣

尖锐湿疣有好几个名字，如尖圭湿疣、生殖器疣或性病疣。这是由人类乳头瘤病毒中一些与发生癌症有关的型号，如6、11、16、18型，通过性接触所传播的疾病。在欧洲国家是最常见的性病之一，其发病率逐年上升，如在美国近15年来增加了15倍。在我国也是主要的性传播性疾病之一，南方地区比北方多见，有些地区发病数占全部性病的1/3。从我国每年的传染病报告来看，尖锐湿疣仅次于淋病，位居第二。

该病的病原体为人乳头瘤病毒，属于脱氧核糖核酸（DNA）病毒。近年来，经过分子生物学研究，证实与尖锐湿疣有关的是6、11、16及18型，这些类型中的16型，又与宫颈癌的发病关系十分密切，值得引起人们的关注。

该病主要的传染途径是通过性接触直接传播，在患病的3个月内，传染性最强。

有性乱交现象的人群最容易感染。例如，在集体性淫乱场合，常使多人感染，又以更迅速的方式传给更多人群，造成大范围的传播。

也有少数可以通过日常生活品，如内裤、浴巾、浴盆、便盆等间接感染。第3种传播方式是母婴传播。孕妇患有尖锐湿疣，在分娩过程中，胎儿通过患有该病的产道可直接接触，也可在分娩后因与母亲的密切接触而受感染。

感染了尖锐湿疣有哪些症状

感染了人类乳头瘤病毒后，一般潜伏期长达1～8个月，平均为3个月。初发时，在大、小阴唇，阴蒂、肛门周围出现小而柔软的浅红色疣状丘疹，以后逐渐增大、增多，表面变得高低不平。这时往往没有症状，病人大多伴在洗涤时偶然发现。随后，这些疣状物继续增生，形成乳头状、菜花状或形如鸡冠的赘生物，有的融合成大的团块，疣体的表面质变脆、粗糙，有时碰触后会脱落。

当疣体生长在阴道及宫颈时，可以出现白带增多及性交后出血。病人往往没有不适的感觉，仅因白带增多或体格检查时被发现。

在妊娠期一旦感染了尖锐湿疣，由于雌激素的影响，疣体会迅速地、明显增大、增多，呈团块状，甚至充满阴道。有的会大块大块脱落，却没有疼痛的感觉。

根据尖锐湿疣生长的类型、分布，常把它分成以下几种类型：

① 团块型：在外阴、阴道、宫颈、肛门周围呈多病灶多中心生长。a. 外生型。病灶的顶端形如菜花、鸡冠或葡萄状，下面有蒂相连，也可以没有蒂。这种绒毛状、苔藓状的皮损，直接生长在皮肤或黏膜上。b. 内生型。主要生长在宫颈，病灶向颈管内生长。c. 潜伏型。尽管经过治疗病灶

已经消退，但人类乳头瘤病毒的 DNA（脱氧核糖核酸）检验，依然阳性。

② 丘疹型：在小阴唇黏膜表面可见有不少粒状、水滴状、手指状的皮损，这些皮损也可以发生在阴道内。

患了尖锐湿疣应怎样治疗

患了尖锐湿疣并不可怕，重要的是必须及时发现，远离传染源，并进行正规的治疗。一般而言，疗效还是十分满意的。但是在治疗之前，应该认真检查，在排除了癌症、其他性传播疾病造成的皮疹后，确诊了为尖锐湿疣后才可进行治疗。

1. 局部药物治疗

① 5%氟尿嘧啶软膏：每周外涂 1～2 次，共 10 周。

② 0.05%足叶草毒素酊：每周外涂 1～2 次，共 10 周。

③ 20%鬼臼毒素：外涂，每周外涂 1～2 次，共 1～6 周；0.5%鬼臼毒素，外涂，每日 2 次，3 天为 1 个疗程。

④ 50%三氯醋酸液：外涂，每周 1 次，共 1～3 周（用药前局部需加 1%丁卡因，以减轻疼痛）。

上述局部涂布的药物，大多是由抗癌药物［如前述局部药物的①、②、③及烧灼类（如④）］药液所组成，使用时必须对周围组织做好保护，药液必须对准病灶，以免烧灼或损坏周围正常组织，有时在涂药后还需洗去药液。病人千万别自己治疗，应去医院由医护人员布药。

2. 物理疗法

冷冻、激光、电灼对较大的尖锐湿疣疗效均超过 90%，但不适于疣体蔓延范围过广的病人。

3. 手术切除

适用于疣体较大且有蒂的病例。为了防止复发，常需与局部用药或根部激光合并应用，疗效将更好。

4. 干扰素治疗

大剂量的干扰素栓（如 50 万单位的干扰素）对尖锐湿疣效果较好，必要时可用干扰素 α－2b，500 万单位，分 5 点，注射于疣体内，效果也很满意。

患了生殖器疱疹有哪些症状

生殖器疱疹是由称为单纯性疱疹病毒所引起的性传播疾病。如与感染了这种病毒的病人发生性接触，就会被感染而发病。有些疱疹病人并没有症状，但他们却是带菌者，也可以成为传染源。该病在欧美国家流行十分猖獗，在近 30 年间发病率一直居高不下。据英国 1998 年统计，每 10 万人口中竟有 288 人发生生殖器疱疹。我国目前缺乏这方面的资料，但由于我国近几十年来国际间交往日益增加，在欧美学习、工作、旅游的人数日益增多，让大家了解掌握这方面的知识很有必要。

当单纯疱疹病毒随着性接触进入皮肤后，经过 2～7 天，在原进入的部位，大多数在阴部，可出现几个小而有瘙痒的红色丘疹，并迅速变成小水疱。发病前后常伴有发热、头痛及全身不适等症状，3～5 天后小水疱破溃、糜烂或形成溃疡，并有激烈疼痛，外阴的损害可以扩散至肛门周围、大腿内侧等。绝大多数会侵犯宫颈，使宫颈充血、水肿并出现小的溃疡。病变严重时伴发腹股沟及股管淋巴结的增大。

有些病人，在原发的疱疹消退 1～4 个月后又会复发。研究证明，单纯疱疹病毒感染的女性，与宫颈癌、外阴癌的发生有密切关系。假如在妊娠期感染了单纯疱疹病毒，病毒进入母体血液循环后，可以通过胎盘危及胎儿，引起流产、死产及胎儿畸形。

综上所述，生殖器疱疹对女性及其子女均有较大危害。一旦出现上述症状，应尽早就医，以便及时彻底治疗。

患了生殖器疱疹应怎样治疗

根据病史及随之而出现的带有特征性、位于生殖器的疱疹性损害及感冒样的全身症状，一般诊断并不困难。但要得到确诊，还需依靠实验室检查，常用的方法有：

① 病毒的分离：当病人就诊时发现阴部典型疱疹后，准确取材，尽快接种，经过培养、分型，一般都能够获得病毒。

② 检测病毒的包涵体：在有条件的实验室可将取得的病变标本，在显微镜下直接寻找单纯疱疹病毒的包涵体或抗原，达到快速诊断。

③ 细胞学诊断：刮取水泡溃疡的边缘组织，放置在玻片上，经固定染色后，如能观察到大的多核巨细胞，并见到核内包涵体，就有很高的诊断价值。

④ 电子显微镜下检查病毒颗粒。

对确诊或高度怀疑是生殖器疱疹的病人，可以作出以下处理。

①　一般治疗：首先必须保持疱疹的完整、清洁及干燥，局部用盐水冲洗，每日 2～3 次，再用纱布吸干，防止继发感染。对已经感染的伤口，可经培养后，用敏感的抗生素。宫颈的溃疡反复发作时，应尽早做阴道镜下涂片，甚至活检，以排除宫颈癌。

②　抗病毒治疗：阿昔洛韦（无环鸟苷）能抑制病毒生长繁殖，用阿昔洛韦片 200 毫克，口服，每日 5 次，共服 1 周，局部可用 3%~5%阿昔洛韦软膏外敷。干扰素制剂也可抑制病毒生长，可选用干扰素栓放于阴道内，隔天 1 次，共用 7～10 天。

在治疗期间应禁止性接触。对反复发作的病人，可以在出现全身症状时，先服用阿昔洛韦，可能会有保护作用。若在妊娠期感染了该病，在妊娠早期应该予以终止，进行流产；而晚期则应选择剖宫产，以避免传播给胎儿。

被沙眼衣原体感染有哪些表现

沙眼衣原体是一组细胞内的微生物，其大小介于细胞及病毒之间，是一种类似病毒体。1973 年，把它列为独立的病原体。沙眼衣原体最易侵犯柱状上皮和移行上皮细胞，衣原体附着在易感染细胞的表面，被细胞吞噬进入该细胞后迅速繁殖。该病也是以性接触为主要传播方式的感染性疾病，少数可通过衣物传染，游泳池水也是传染媒介。

在生殖器官内，子宫颈管的上皮是柱状上皮，而泌尿系统如膀胱上皮是移行上皮。沙眼衣原体主要攻击对象是颈管内柱状上皮及泌尿道，引起的临床症状也与此相关。根据疾病的发展，从子宫颈炎始发，逐渐上升感染至子宫内膜炎、附件炎、盆腔炎。

① 沙眼衣原体子宫颈炎：沙眼衣原体只侵袭位于颈管内的柱状上皮，不感染阴道壁及宫颈表面的鳞状上皮。一旦宫颈表面有糜烂露出了柱状上皮，也是它的攻击对象。因此，感染后不发生阴道炎，只形成宫颈炎。病人主要表现为白带增多，白带带有血性，检查时发现有大量的脓性分泌物，宫颈充血水肿明显、糜烂面较大。这些表现与主要攻击柱状上皮的淋菌感染十分相似。实际上，这两种病原体往往合并同时侵袭人体。

② 子宫内膜炎：沙眼衣原体宫颈炎发生上升感染时，可引起子宫内膜炎，表现为不规则少量流血及下坠感，但这仅仅是上升性感染的一个通道。随着月经来潮，内膜剥脱，病原体可随之排出。除急性期有症状外，一般子宫内膜炎症状并不明显。

③ 附件炎：输卵管炎是沙眼衣原体侵袭生殖器时最严重的阶段，表现为发热、轻微的下腹疼痛。如对这样的病人做宫腔操作，如放环、取环、输卵管造影、刮宫等后，常会诱发急性发作，出现高热及下腹剧痛。检查时，可发现两侧附件增厚，有明显压痛等。

被衣原体感染应怎样治疗

根据病人的不洁性生活史，出现明显的脓性白带，伴有腹痛、发热等症状，诊断应该不困难，关键要确定引起这些炎症的病原体是什么。该病与淋菌性阴道炎、附件炎十分相似，又往往合并存在，在诊断中应多加注意，通过实验室检查可有所帮助。常用的方法有细胞学检查、血清学检查及衣原体培养3种。通过衣原体的细胞学检查，可以在标本的上皮细胞内找到衣原体的包涵体。现在已经出现了不少诊断衣原体的试验盒，大大提高了检验的敏感性。例如，用酶联免疫吸附试验盒，敏感性可达81%，特异性达98%。用免疫荧光试验盒，敏感性分别为93%与96%。

治疗衣原体的主要药物有：阿奇霉素，1克，单次口服，或0.5克，每日2次，连服3天；多西环素，100毫克，每日2次，共服7天；红霉素，500毫克，每日4次，共服7天。可任选一种。

当疾病有上升感染，出现发热、腹痛等症状时，应收治入院进一步治疗，以免因治疗不彻底，使疾病转变成慢性或隐匿性输卵管炎，致使引起不孕症或异位妊娠。最近发现，衣原体感染在青少年女性中发病率明显上升，假如治疗不彻底，可能是造成输卵管性不孕症的主要根源，更应引起大家重视。青少年女性一旦有了上述症状，不要讳疾忌医，应立即去正规医院进行彻底治疗，以免遗憾终生。

怎样预防爱滋病

到目前为止，世界上尚未研究出对爱滋病有效的疫苗和治愈方法。部分疫苗还在试验阶段，该病的发病人数在近几年内，依然迅速增多，如非洲某些国家，几乎已到每百人中有1～2个病人或携带者的程度，严重影响这些国家的经济及社会发展。广泛宣传有关爱滋病的知识，使民众了解该病的危害性和传播途径等，从而自觉地保护好自己，是对远离该病、降低发病率的重要措施。

① 把宣传防治爱滋病的知识，经常、广泛地向人民大众进行宣传。

② 避免与爱滋病病人发生性接触。

③ 规范献血途径，对供血者进行 HIV 抗体的检测，对高危人群，如有吸毒史、不良性行为者等规定不能献血。

④ 不共用针头或注射器，不共用牙刷、剃须刀或剃毛器。

⑤ 已感染爱滋病或 HIV 阳性的妇女不要妊娠。

⑥ 出国旅游、公务或学习时，把握好自己的性行为。

⑦ 加强国境检疫，防止爱滋病病人及 HIV 携带者入境。

挂号费丛书·升级版

总 书 目

1. 专家诊治糖尿病并发症	（内　　科）
2. 专家诊治痛风	（内　　科）
3. 专家诊治血脂异常	（内　　科）
4. 专家诊治过敏性疾病	（内　　科）
5. 专家诊治失眠症	（内　　科）
6. 专家指导高血压治疗用药	（内　　科）
7. 专家诊治冠心病	（心 内 科）
8. 专家诊治高血压病	（心 内 科）
9. 专家诊治心肌梗死	（心 内 科）
10. 专家诊治心律失常	（心 内 科）
11. 专家诊治心脏疾病	（心胸外科）
12. 专家诊治血管疾病	（心胸外科）
13. 专家诊治消化性溃疡	（消 化 科）
14. 专家诊治慢性胃炎	（消 化 科）
15. 专家诊治胃病	（消 化 科）
16. 专家诊治肠道疾病	（消 化 科）
17. 专家诊治脂肪肝	（消 化 科）
18. 专家诊治肝病	（消 化 科）
19. 专家诊治胆囊炎与胆石症	（消 化 科）
20. 专家诊治胰腺疾病	（消 化 科）
21. 专家诊治肥胖症	（内分泌科）
22. 专家诊治甲状腺疾病	（内分泌科）
23. 专家诊治甲状腺功能亢进症	（内分泌科）
24. 专家诊治糖尿病	（内分泌科）
25. 专家诊治更年期综合征	（内分泌科）
26. 专家诊治支气管炎	（呼 吸 科）
27. 专家诊治支气管哮喘	（呼 吸 科）
28. 专家诊治肺炎	（呼 吸 科）
29. 专家诊治肺病	（呼 吸 科）
30. 专家诊治肺结核病	（呼 吸 科）
31. 专家诊治打呼噜与睡眠呼吸障碍	（呼 吸 科）
32. 专家诊治中风	（神 经 科）
33. 专家诊治老年期痴呆	（神 经 科）
34. 专家诊治癫痫	（神 经 科）
35. 专家诊治帕金森病	（神 经 科）
36. 专家诊治头痛	（神 经 科）

37. 专家诊治眩晕症（神经科）
38. 专家诊治肾脏疾病（肾内科）
39. 专家诊治肾衰竭尿毒症（肾内科）
40. 专家诊治贫血（血液科）
41. 专家诊治类风湿关节炎（风湿科）
42. 专家诊治乙型肝炎（传染科）
43. 专家诊治下肢血管病（外科）
44. 专家诊治痔疮（外科）
45. 专家诊治尿石症（泌尿外科）
46. 专家诊治前列腺疾病（泌尿外科）
47. 专家诊治乳腺疾病（乳腺外科）
48. 专家诊治骨质疏松症（骨科）
49. 专家诊治颈肩腰腿痛（骨科）
50. 专家诊治颈椎病（骨科）
51. 专家诊治腰椎间盘突出症（骨科）
52. 专家诊治肩周炎（骨科）
53. 专家诊治子宫肌瘤（妇科）
54. 专家诊治子宫疾病（妇科）
55. 专家诊治妇科肿瘤（妇科）
56. 专家诊治女性生殖道炎症（妇科）
57. 专家诊治月经失调（妇科）
58. 专家诊治男科疾病（男科）
59. 专家诊治中耳炎（耳鼻喉科）
60. 专家诊治耳鸣耳聋（耳鼻喉科）
61. 专家诊治白内障（眼科）
62. 专家诊治青光眼（眼科）
63. 专家诊治口腔疾病（口腔科）
64. 专家诊治皮肤病（皮肤科）
65. 专家诊治皮肤癣与牛皮癣（皮肤科）
66. 专家诊治“青春痘”（皮肤科）
67. 专家诊治性病（皮肤科）
68. 专家诊治抑郁症（心理科）
69. 专家解读化验报告（检验科）
70. 专家指导合理用药（药剂科）